EMBARAZO

A - Z

Diccionario Español - Croata

Edita Ciglenečki

ISBN-13: 978-1981264674
ISBN-10: 1981264671

INTRODUCCIÓN - UVOD

INTRODUCCIÓN

Este diccionario del embarazo español-croata proporciona de forma breve, clara y suficiente unos 2200 términos que cubren partes del cuerpo humano; síntomas y enfermedades; farmacia; facilidades médicas, procedimientos y asistencia médica; exámenes médicos; embarazo y obstetricia.

UVOD

Ovaj španjolsko-hrvatski rječnik sadrži preko 2200 pojmova povezanih s trudnoćom, prikazanih na jednostavan i razumljiv način koji obuhvaća dijelove ljudskog tijela, simptome, bolesti, ljekarništvo, medicinske ustanove, njegu i postupke, dijagnostiku, te trudnoću i porodništvo.

CONTENIDO - SADRŽAJ

EMBARAZO

A - Z

Diccionario Español - Croata

A mediodía	U podne
Abajo	Dolje (ispod)
Abdomen (panza)	Trbuh (abdomen)
Abdomen agudo	Akutni abdomen
Aborto espontáneo	Spontani pobačaj
Aborto habitual	Habitualni pobačaj
Aborto inducido	Prekid trudnoće (abortus)
Abrasión (escoriación)	Ojedina (abrazija)
Abrir	Otvoriti
Absceso	Apsces
Absceso anal	Analni apsces
Abulia	Abulija (poremećaj umanjene motivacije)
Accidente	Nesreća
Accidente automovilístico (siniestro de tráfico)	Automobilska nesreća
Accidente de tráfico	Prometna nesreća
Accidente doméstico	Nesreća u kući
Accidente laboral	Nesreća na radu
Aceite de almendras dulces	Bademovo ulje
Aceite de jojoba	Jojobino ulje
Aceite de ricino	Ricinusovo ulje
Aceite esencial	Eterično ulje
Aceite mineral	Mineralno ulje
Acetábulo	Čašica zdjelične kosti (acetabulum)
Acetilcolina	Acetilkolin
Ácido bórico	Borova otopina
Ácido desoxirribonucleico	Dezoksiribonuklein-ska kiselina (DNK)
Ácido gástrico	Želučana kiselina
Ácido graso omega 3	Omega-3 masne kiseline
Ácido linoleico	Vitamin F (linoleična kiselina)
Ácido ribonucleico (ARN)	Ribonukleinska kiselina
Acidosis	Acidoza
Acidosis metabólica	Metabolička acidoza
Acné	Akne
Acné común (acne vulgaris)	Vulgarne akne
Acrofobia (miedo a las alturas)	Akrofobija (strah od visine)
Acropaquia (hipocratismo digital)	Batićasti prsti
Adenohipófisis	Adenohipofiza
Adenopatía	Adenopatija
Adicción (dependencia)	Ovisnost
Adicción a las drogas (drogodependencia)	Ovisnost o drogama
Adicción sexual	Ovisnost o seksu
Administración de fármacos	Davanje lijekova
Adormecimiento de las extremidades	Utrnulost udova
Adrenalina	Adrenalin
Aerofobia (miedo a volar)	Aerofobija (strah od letenja)
Aerosol	Aerosol
Afta (úlcera en la mucosa oral)	Afte (ulceracija sluznice usta)
Agarrotamiento	Ukočenost
Agenesia (ausencia de un órgano)	Agenezija (nedostatak jednog organa)
Agenesia renal	Agenezija bubrega
Agente antiarrítmico	Antiaritmik
Agentes teratogénicos	Teratogeni faktori rizika
Aglutinina	Aglutinin
Aglutinógeno	Aglutinogen
Agua	Voda
Aguja	Igla
Ahogamiento	Utapanje
Alarma	Uzbuna
Albinismo	Albinizam
Albúmina	Albumin
Albúmina en la sangre	Albumin u serumu
Albuminuria	Albuminurija
Alcalosis	Alkaloza
Alcalosis respiratoria	Respiratorna alkaloza
Alcoholismo	Alkoholizam
Alcol	Alkohol
Aldosterona	Aldosteron
Aldosteronismo (hi-peraldosteronismo)	Aldosteronizam
Alergia	Alergija
Alergia a alimentos	Alergija na hranu
Alergia al medicamento	Alergija na lijekove
Algodón hidrófilo	Vata
Almacenaje	Spremište
Almohada	Jastuk
Almohada de posicionamiento	Udlaga za pozicioniranje
Almuerzo	Ručak
Alopecia	Ćelavost

Alucinación	Halucinacija
Alvéolo	Alveola
Ambulancia	Kola hitne pomoći
Amígdala	Krajnik
Aminoácido	Aminokiselina
Aminofilina	Aminofilin
Amnesia	Amnezija
Amniocentesis	Amniocenteza
Amnioscopia	Amnioskopija
Amoníaco	Amonijak
Ampicilina	Ampicilin
Ampolla	Plik
Ampolla (callo)	Žulj (plik, kurje oko)
Ampolla (recipiente)	Ampula
Amputación	Amputacija
Analgesia	Analgezija (neosjetljivost na bol)
Analgésico	Analgetik
Análisis de aglutinación	Test aglutinacije
Análisis de bilirrubina sérica	Bilirubin u serumu
Análisis de DNA	DNK analiza
Análisis del líquido cefalorraquídeo	Pregled likvora
Análisis químico de orina	Kemijska analiza urina
Análisis químico del jugo gástrico	Kemijski pregled želučanog soka
Anasarca	Generalizirani edem (anasarka)
Andador	Hodalica
Anemia	Slabokrvnost (anemija)
Anemia falciforme (anemia drepanocítica)	Anemija srpastih stanica
Anemia ferropénica	Anemija radi deficita željeza (sideropenična anemija)
Anemia hemolítica	Hemolitična anemija
Anemia hipocrómica	Hipokromna anemija
Anemia perniciosa	Perniciozna anemija
Anencefalia	Anencefalija
Anestesia	Anestezija (narkoza)
Anestesia general	Opća anestezija
Anestesia local	Lokalna anestezija
Anestésico	Anestetik
Aneurisma	Aneurizma
Aneurisma cerebral	Cerebralna aneurizma
Aneurisma congénito arterial de la base del cerebro	Urođena aneurizma arterija baze mozga
Aneurisma de aorta	Aneurizma aorte
Aneurisma de aorta abdominal	Aneurizma abdominalne aorte
Angina	Angina
Angina de pecho (angor, angor pectoris)	Angina pektoris
Angioedema (edema de Quincke)	Angioedem (Quinckeov edem, angioneurotski edem)
Angiografía	Angiografija
Angiografía cerebral	Cerebralna angiografija
Angiografía de sustracción digital	Digitalna supstrakcijska angiografija
Angiografía espinal	Spinalna angiografija
Angiografía por catéter	Kateterska angiografija
Angiografía pulmonar	Pulmonalna angiografija
Ano	Čmar (anus)
Año	Godina
Anochecer	Večer
Anomalías del desarrollo	Razvojne anomalije
Anomalías fetales	Anomalije fetusa
Anorexia	Anoreksija
Anoscopía	Anoskopija
Anquilosis	Ankiloza (ukočenje zgloba)
Ansiedad	Nemir (anksioznost)
Antebrazo	Podlaktica
Antiácido	Antacid
Antialérgico	Antialergik
Antianémico	Antianemik
Antibiograma	Antibiogram
Antibiótico	Antibiotik
Anticoagulante	Antikoagulans
Anticonceptivo	Kontraceptiv
Anticonceptivo de emergenci (contracepción poscoital)	Pilula za "dan poslije" (postkoitalna kontracepcija, hitna kontracepcija)
Anticonvulsivo (antiepiléptico)	Antiepileptik (antikonvulziv)
Antidepresivo	Antidepresiv
Antidiabético	Antidiabetik

Español	Hrvatski
Antidiarréico	Antidiaroik
Antídoto	Antidot
Antiemético	Lijek protiv mučnine i povraćanja
Antígeno carcinoembrionario	Karcinoembrionski antigen (CEA)
Antígeno prostático específico	Prostatični specifični antigen (PSA)
Antihelmíntico	Antihelmintik
Antihipertensivo	Antihipertenziv
Antihistamínico	Antihistaminik
Antiinflamatorio (antiflogístico)	Protuupalno
Antiinflamatorio no esteroideo	Nesteroidni antireumatik
Antimalárico	Antimalarik
Antimicótico (antifúngico)	Antimikotik
Antioxidante	Antioksidans
Antipirético	Antipiretik
Antiprotozoario	Antiprotozoik
Antipsicótico	Antipsihotik
Antireumático	Antireumatik
Antiséptico	Antiseptik
Antiséptico de las vías urinarias	Uroantiseptik
Antisuero	Antiserum
Antitoxina	Protuotrov
Anuria (menos de 100ml de orina en 24h)	Anurija (lučenje urina < 100 ml u 24 sata)
Aorta	Aorta
Aorta abdominal	Abdominalna aorta
Aorta torácica	Torakalna aorta
Aortografía	Aortografija
Aparato respiratorio	Aparat za disanje (respirator)
Apéndice vermiforme (apéndice cecal, apéndice)	Slijepo crijevo (crvuljak)
Apendicitis aguda	Akutna upala crvuljka
Apetito	Apetit
Aplasia	Aplazija
Apnea del sueño	Noćna desaturacija
Aponeurosis	Široka plosnata tetiva (aponeuroza)
Apoplejía (golpe apoplético)	Moždano krvarenje (apopleksija)
Apósito	Previjanje
Aracnoides	Paučinasta ovojnica (arachnoidea)
Arador de la sarna (escabiosis)	Svrab (skabijes)

Español	Hrvatski
Ardor al orinar	Pećenje za vrijeme mokrenja
Ardor de estómago (acidez, pirosis)	Žgaravica
Armario	Ormar
Arriba	Gore (iznad)
Arrítmia	Aritmija
Arrítmia cardíaca	Srčana aritmija
Arruga	Bora
Arteria	Arterija
Arteria coronaria	Koronarna arterija
Arteria pulmonar (tronco pulmonar, tronco de las pulmonares)	Plućna arterija
Arteriografía	Arteriografija
Arteriola	Arteriola
Arteriosclerosis	Arterioskleroza
Articulación	Zglob
Articulación de la cadera	Kuk (zglob kuka)
Articulación del codo	Lakatni zglob
Articulación del hombro	Rameni zglob
Artrodesis	Artrodeza
Artrografía	Rendgensko snimanje zgloba
Artroscopia	Artroskopija
Artrosis de tobillo	Artroza skočnog zgloba
Asalto físico	Tjelesni napad
Ascitis	Ascites
Asfixia	Asfiksija
Asimetría del tamaño de las pupilas (anisocoria)	Nejednaka veličina zjenica (anizokorija)
Asistencia (cuidado)	Njega
Asma	Astma
Aspartato aminotransferasa (AST, transaminasa glutámico-oxalacética GOT)	Transaminaze u serumu
Aspirador	Aspirator
Aspirador al vacío	Vakuumski ekstraktor
Aspirina	Aspirin
Astigmatismo	Astigmatizam
Astrocito	Astrocit
Ataque	Napad
Ataque de pánico	Napadaj panike
Atención primaria de salud	Primarna zdravstvena zaštita
Atonía	Atonija

Atragantamiento	Gušenje	**Bajo volumen de semen (oligospermia)**	Manjak sperme (oligospermija)
Atresia anal	Atrezija anusa	**Balanza**	Vaga
Atrofia	Atrofija	**Bálsamo de labios**	Grožđana mast
Atropina	Atropin	**Banco de semen**	Banka sperme
Audífono	Slušni aparat	**Barbilla (mentón)**	Brada
Audiometría	Audiometrija	**Barbitúrico**	Barbiturat
Audiometría del habla	Govorna audiometrija	**Barotraumatismo (barotrauma)**	Barotrauma
Aumento anormal de la necesidad de comer (polifagia)	Neumjerena glad	**Base del cráneo**	Baza lubanje
Aumento anormal de la sed (polidipsia)	Pojačan osjećaj žeđi (polidipsija)	**Basófilo**	Bazofilni granulocit
Aumento de la cáida del cabello	Pojačano opadanje kose	**Bazo**	Slezena
Aumento de la separación de los organos (hipertelorismo)	Povećan razmak izmedu dva organa ili dijela tijela (hipertelorizam)	**Biligrafia intravenosa**	Intravenozna biligrafija
Aumento de volumen de los ganglios linfáticos (linfadenopatía)	Povećanje limfnih čvorova (limfadenopatija)	**Bilirrubina**	Bilirubin
Aumento del tamaño del hígado (hepatomegalia)	Povećanje jetre (hepatomegalija)	**Bilis**	Žuč
Aumento en la temperatura corporal	Povišena tjelesna temperatura	**Biopsia**	Biopsija
Aurícula cardíaca (atrio)	Srčana pretklijetka (atrij)	**Biopsia cerebral**	Biopsija moždanih klijetki (ventrikulopunkcija)
Ausencia de la menstruación (amenorrea)	Izostanak mjesečnice (amenoreja)	**Biopsia de ganglio linfático**	Biopsija limfnog čvora
Autismo	Autizam	**Biopsia de médula ósea**	Biopsija koštane srži
Autolesión (automutilación)	Samoozljeđivanje	**Biopsia de piel**	Biopsija kože
Autopsia	Obdukcija	**Biopsia de tiroides**	Biopsija štitnjače
Aversión por la comida	Gađenje prema hrani	**Biopsia endometrial**	Biopsija endometrija
Avitaminosis	Avitamonoza	**Biopsia estereotáctica**	Stereotaktična biopsija
Ayer	Jučer	**Biopsia hepática**	Biopsija jetre
Azúcar en orina (glucosuria)	Šećer u urinu (glikozurija)	**Biopsia pleural**	Biopsija pleure
Azufre	Sumpor	**Biopsia renal**	Biopsija bubrega
Baby blues (leve depresión post parto)	Labilno psihičko raspoloženje (baby blues)	**Blastocisto**	Blastocista
Bacteria	Bakterija	**Bloqueo auriculoventricular**	Atrijskoventrikularni blok
Bacteriemia (bacteremia)	Bakterijemija	**Bloqueo de rama**	Blok grane Hisovog snopića
Bacteriuria	Bakteriurija	**Bloqueo trifascicular**	Trifascikularni blok
		Boca	Usta
		Bocio (coto)	Guša (struma)
		Bocio nodular	Čvorasta guša (nodularna struma)
		Bolsa Ambú de ventilación manual	Ambu balon s maskom
		Bolsa de agua caliente (guatero)	Termofor
		Bostezo	Zijevanje
		Botiquín de primeros auxilios	Kutija prve pomoći
		Brazo	Ruka
		Broncodilatador	Bronhodilatator
		Broncoespasmo	Bronhospazam
		Broncografía	Bronhografija

Broncoscopia	Bronhoskopija
Bronquio	Dušnica (bronh)
Bronquiolo	Bronhiola
Bulbo raquídeo (médula oblongada, miencéfalo)	Produžena moždina
Bulimia	Bulimija
Bursa (bolsa sinovial)	Sluzna vreća (bursa)
By-pass	Premosnica
CA 19-9 (antígeno carbohidrato 19-9)	CA 19-9 (karbohidratni antigen)
Cabello	Kosa
Cabeza	Glava
Cadáver	Leš
Cafeína	Kofein
Caída	Pad
Caída de la presión arterial	Pad krvnog tlaka
Caja torácica	Grudni koš
Calambres nocturnos en las piernas	Noćni grčevi u nogama
Calavera (cráneo)	Lubanja
Calcáneo	Petna kost (kalkaneus)
Calcificación	Ovapnjenje (kalcifikacija)
Calcio	Kalcij
Calcitonina	Kalcitonin
Cálculo biliar (litiasis biliar)	Žučni kamenac (holelitijaza)
Cálculo en el tracto urinario (urolitiasis)	Kamenac mokraćnog mjehura
Cálculo en el uréter (ureterolitiasis)	Ureteralni kamenac (ureterolitijaza)
Calendario de vacunación	Kalendar cijepljenja
Callosidad (callo)	Zadebljanje kože
Cama	Krevet
Cambiarse	Presvući se
Cambios de personalidad	Promjene osobnosti
Cambios en el apetito	Promjene apetita
Cambios en el color de la piel	Promjene boje kože
Cambios en la conciencia	Promjene stanja svijesti
Cambios en la forma de los huesos	Promjene oblika kosti
Cambios en la membrana mucosa	Promjene na sluznici
Cambios en la sensación de sabores	Promjene osjeta okusa
Cambios en la sensibilidad olfatoria	Promjene osjeta mirisa
Cambios en la sensibilidad táctil	Promjene osjeta dodira
Cambios en la voz	Promjene glasa
Cambios en los lunares	Promjene na madežima
Cambios psíquicos	Psihičke promjene
Camilla	Kolica
Camilla enrollable	Nosila
Camisón	Spavačica
Campamento para refugiados	Izbjeglički logor
Campimetría (perimetría)	Perimetrija
Canal de Schlemm	Schlemmov kanal
Canal del parto	Porodni kanal
Candidiasis	Kandidijaza
Candidiasis oral (muguet oral)	Sor (oralna kandidijaza)
Canino (diente colmillo)	Očnjak (kanin)
Cannabis medicinal	Medicinski kanabis
Cansancio (fatiga, letargo, astenia)	Iscrpljenost (umor, fatigo)
Cantidad excesiva de glucosa en la sangre (hiperglucemia, hiperglicemia)	Povišeni šećer u krvi (hiperglikemija)
Cánula	Kanila
Cánula nasal	Nosna kanila
Cánula orofaríngea (tubo de Mayo, cánula de Guédel)	Orofaringealna kanila
Capacidad de movimiento	Sposobnost kretanja
Capilar	Kapilara
Cápsula	Kapsula
Cápsula articular	Zglobna čahura
Captación tiroidea de 131yodo	Test štitnjače na provodljivost radioaktivnog joda 131
Cara (faz)	Lice
Carbohidrato	Ugljikohidrat
Carbón activado	Aktivni ugljen
Carcinoma de endometrio	Karcinom endometrija
Carcinoma embrional	Embrionalni karcinom

Cardiopatía congénita	Urođena srčana bolest (kongenitalna kardiopatija)
Cardiotocografía	Kardiotokografija
Cardiotónico	Kardiotonik
Carencia de vitamina	Manjak vitamina
Carencia de vitamina A	Manjak vitamina A
Carencia de vitamina B1	Manjak vitamina B1
Carencia de vitamina B12	Manjak vitamina B12
Carencia de vitamina B2	Manjak vitamina B2
Carencia de vitamina B3	Manjak vitamina B3
Carencia de vitamina C	Manjak vitamina C
Carencia de vitamina D	Manjak vitamina D
Carencia de vitamina K	Manjak vitamina K
Caries	Zubni karijes
Cariotipo	Kariotip
Carpo	Zapešće
Cartílago	Hrskavica
Cartílago articular	Zglobna hrskavica
Cartílago circoides	Hrskavični prsten
Caspa	Perut
Catecolamina	Katekolamin
Catéter	Kateter
Catéter de succión	Usisni kateter
Catéter urinario	Urinarni kateter
Cateterismo cardíaco	Kateterizacija srca (angiokardiografija)
Catorce	Četrnaest
Causa de muerte	Uzrok smrti
Cauterización	Kauterizacija
Cavidad bucal (cavidad oral)	Usna šupljina
Cavidad timpánica	Bubnjište
Cefalea tensional	Tenzijska glavobolja
Cefalocele	Cefalokela
Cefalometría	Cefalometrija
Cefalosporina	Cefalosporin
Ceguera	Sljepoća
Ceguera nocturna (nictalopia)	Noćno sljepilo
Ceja	Obrva
Celiaquía (enfermedad celíaca)	Celijakija
Célula	Stanica
Celulitis	Celulitis

Cemento dental	Zubni cement
Cena	Večera
Centro médico	Medicinski centar
Cercaria	Cerkarija
Cerclaje	Serklaž
Cerebelo	Mali mozak
Cerebro	Mozak
Cero	Nula
Cerrar	Zatvoriti
Cerumen (cerilla)	Ušna mast (ušna smola, cerumen)
Cesárea	Carski rez
Cetoacidosis diabética	Dijabetična ketoacidoza
Choque (shock)	Šok
Choque anafiláctico	Anafilaktični šok
Choque cardiogénico	Kardiogeni šok
Choque eléctrico	Strujni udar
Choque endotoxico	Endotoksični šok
Choque espinal	Spinalni šok
Choque hipovolémico	Hipovolemički šok
Choque neurogénico	Neurogeni šok
Choque quirúrgico	Kirurški šok
Choque séptico	Septički šok
Choque traumático	Traumatski šok
Cianosis	Cijanoza
Ciática	Išijas
Cicatriz	Ožiljak
Ciclo menstrual	Menstruacijski ciklus
Cien	Sto
Cifoescoliosis	Kifoskolioza
Cifosis	Kifoza
Cinco	Pet
Cincuenta	Pedeset
Circuncisión	Obrezivanje
Cirugía	Kirurgija
Cirugía estética de los senos (mamoplastia)	Plastična operacija dojke (mastoplastika)
Cirugía estética del abdomen (abdominoplastia)	Plastična operacija trbuha (abdominoplastika)
Cirugía laparoscópica	Laparoskopska operacija
Cistografía	Cistografija
Cistoscopia	Cistoskopija
Citología	Citologija
Citomegalovirus (CMV)	Citomegalovirus (CMV)
Citostático	Citostatik

Claudicación intermitente	Intermitentna klaudikacija
Claustrofobia (miedo a los espacios cerrados)	Klaustrofobija (strah od zatvorenog prostora)
Clavícula	Ključna kost (klavikula)
Cleptomanía	Kleptomanija
Clítoris	Dražica (klitoris)
Cloranfenicol	Kloramfenikol
Cloro	Klor
Coagulación intravascular diseminada	Diseminirana intravaskularna koagulacija
Coágulo sanguíneo (trombo)	Krvni ugrušak (tromb)
Coartación de la aorta	Koarktacija aorte
Cobalto	Kobalt
Cobre	Bakar
Cóccix (coxis)	Trtica
Cóclea (caracol)	Pužnica
Codeína	Kodein
Codo	Lakat
Cojera	Šepanje
Colágeno	Kolagen
Colangiografía	Kolangiografija
Colangiopancreatografía retrógrada endoscópica	Endoskopska retrogradna kolangiopankreatografija (ERCP)
Colapso	Kolaps
Colchón	Madrac
Colchón al vácio	Vakumirani madrac
Colección de sangre en la trompa de Falopio (hematosalpinx)	Krvarenje u jajovod (hematosalpinks)
Colecistografía oral	Rendgensko snimanje žučnog mjehura s kontrastom (peroralna kolecistografija)
Colesterol	Kolesterol
Colesterol elevado de la sangre (hiper-colesterolemia)	Povišeni kolesterol u krvi (hiper-kolesterolemija)
Cólico	Kolika
Cólico abdominal	Trbušna kolika (abdominalna kolika)
Cólico del recién nacido	Novorođenačke kolike
Cólico nefrítico (cólico renal)	Bubrežna kolika (renalna kolika)
Colirio	Kapi za oči
Colisión	Sudar
Collar cervical	Imobilizator vrata
Colon sigmoide	Sigmoidni dio debelog crijeva
Colonoscopia	Kolonoskopija
Colposcopia	Kolposkopija
Columna vertebral	Kralježnica
Coma	Koma
Coma diabético	Dijabetična koma
Comedor	Blagavaonica
Comerse las uñas (onicofagia)	Griženje noktiju (onikofagija)
Compresa	Oblog
Compresión cerebral	Kompresija mozga
Compresión del nérvio	Kompresija živca (uklješten živac)
Comprimido	Dražeja (tableta)
Comprobación del pulso	Mjerenje pulsa
Comunicación interauricular	Atrijski septalni defekt
Comunicación interventricular	Ventrikularni septalni defekt
Concentración de glucosa en sangre	Šećer u krvi
Concetración de hormonas tiroideas en sangre	Test na hormone štitnjače u krvi
Conducto auditivo externo	Slušni kanal
Conducto eyaculador	Sjemenovod
Conducto mamario (conducto galactóforo)	Mliječni vod
Conducto nasolagrimal	Suzno-nosni kanal
Confusión	Smetenost
Congelamiento	Ozeblina
Congestión nasal	Začepljeni nos
Conización	Konizacija
Conmoción cerebral	Potres mozga
Consultorio de médico	Liječnička ambulanta
Contagioso	Zarazno
Contracción de Braxton Hicks	Lažni trudovi
Contracciones del trabajo de parto (contracciones uterinas)	Trudovi

Spanish	Croatian
Contractura	Kontraktura
Contractura muscular	Kontraktura mišića
Contusión	Nagnječenje (zgnječenje, kontuzija)
Contusión cerebral	Nagnječenje mozga
Convulsiones	Konvulzije
Convulsiones febriles	Febrilne konvulzije
Cor pulmonale agudo	Akutno plućno srce
Corazón	Srce
Cordocentesis	Kordocenteza
Cordón umbilical	Pupkovina (pupčana vrpca)
Coriocarcinoma	Koriokarcinom
Coriomeningitis linfocítica	Limfocitni koriomeningitis
Corion	Korion
Córnea	Rožnica
Coroides	Žilnica
Corona	Zubna krunica
Corona del diente	Kruna zuba
Coronariografía	Koronarografija
Cortar	Presjeći
Corteza cerebral	Moždana kora
Corticosteroide	Kortikosteroid
Corticosterona	Kortikosteron
Cortisol (hidrocortisona)	Kortizol
Cortisona	Kortizon
Corto de oído (parcialmente sordo)	Nagluhost
Costilla	Rebro
Costra	Krasta
Craneografía	Rendgensko snimanje lubanje
Crema	Krema
Crío-extracción	Krioekstrakcija
Criptorquidismo	Retencija testisa (kriptorhizam)
Crisis tónico-clónica	Toničko-klonički napadaj
Crispar del músculo (fasciculación)	Trzanje mišića
Cristalino	Leća
Cuadragésima semana	Četrdeseti tjedan
Cuadragésimo	Četrdeseti
Cuadragésimo primera semana	Četrdeset prvi tjedan
Cuadragésimo primero	Četrdeset prvi
Cuadragésimo segunda semana	Četrdeset drugi tjedan
Cuadragésimo segundo	Četrdeset drugi
Cuarenta	Četrdeset
Cuarentena	Karantena
Cuarta semana	Četvrti tjedan
Cuarto	Četvrti
Cuarto de baño	Kupaonica
Cuarto del paciente	Bolesnička soba
Cuarto mes	Četvrti mjesec
Cuatrillizos	Četvorci
Cuatro	Četiri
Cuatrocientos	Četristo
Cubrecama (colcha, manta)	Pokrivač
Cubrezapatos	Zaštitna navlaka za obuću
Cuchara	Žlica
Cuello	Vrat
Cuerda vocal	Glasnica
Cuero cabelludo (capa capilar)	Vlasište
Cuerpo	Tijelo
Cuerpo lúteo (cuerpo amarillo)	Žuto tijelo
Cuidados intensivos	Intenzivna njega
Cuidados semi-intensivos	Poluintenzivna njega
Cultivo	Mikrobiološki pregled (kultura)
Cultivo de esputo	Mikrobiološki pregled ispljuvka
Cultivo de líquido cefalorraquídeo	Mikrobiološki pregled likvora
Cultivo vaginal	Mikrobiološki pregled brisa rodnice
Daltonismo	Daltonizam
Darse un baño	Kupati
De uso externo	Za vanjsku primjenu
Debilidad	Slabost
Décima semana	Deseti tjedan
Décimo	Deseti
Decimoctava semana	Osamnaesti tjedan
Decimoctavo	Osamnaesti
Decimocuarta semana	Četrnaesti tjedan
Decimocuarto	Četrnaesti
Decimonovena semana	Devetnaesti tjedan
Decimonoveno	Devetnaesti
Decimoquinta semana	Petnaesti tjedan
Decimoquinto	Petnaesti

Decimoseptima semana	Sedamnaesti tjedan
Decimoséptimo	Sedamnaesti
Decimosexta semana	Šesnaesti tjedan
Decimosexto	Šesnaesti
Decimotercera semana	Trinaesti tjedan
Decimotercero	Trinaesti
Dedo anular	Prstenjak
Dedo corazón	Srednji prst
Dedo de la mano	Ručni prst
Dedo del pie	Nožni prst
Dedo índice	Kažiprst
Dedo meñique	Mali prst
Dedo pulgar (pólice)	Palac
Defecación	Pražnjenje stolice (defekacija)
Defecografía	Defekografija
Deficiencia de estrógenos	Manjak estrogena
Deficiencia de factor de coagulación	Manjak faktora koagulacije
Deformidad del pie	Deformacija stopala
Deformidad vertebral	Deformacija kralježnice
Delirio	Delirij
Demencia	Demencija
Dendrita	Dendrit
Densitometría ósea	Denzitometrija kostiju (apsorpciometrija kostiju)
Dentina	Zubni dentin
Dentista	Stomatolog (zubar)
Dentro	Unutra
Depósito de cadáveres (morgue)	Mrtvačnica
Depresión	Depresija
Depresión postparto (depresión postnatal)	Postporođajna depresija
Derecha	Desno
Dermatitis seborreica infantil	Tjemenica (dojenačka seboreja)
Dermatoscopia	Dermatoskopija (dermoskopija)
Derrame cerebral (accidente cerebrovascular)	Moždani udar
Desangramiento (hemorragia)	Krvarenje (hemoragija)
Desarrollo detenido de un órgano (aplasia de un órgano)	Nerazvijenost organa (aplazija organa)
Desarrollo fetal	Razvoj fetusa
Desarrollo sexual prematuro del mismo sexo	Prerano splono fizičko sazrijevanje istog spola
Desarrollo sexual prematuro del sexo opuesto	Prerano spolno fizičko sazrijevanje suprotnog spola
Desayuno	Doručak
Descenso de la frecuencia cardiaca (bradicardia)	Usporen puls (bradikardija)
Descenso de la frecuencia respiratoria (bradipnea)	Usporeno disanje (bradipneja)
Descenso incompleto de testículo	Nespušteni testis
Descompensación cardíaca	Srčana dekompenzacija
Descoordinación en el movimientos musculares (ataxia)	Poremećaj koordinacije mišićnih pokreta (ataksija)
Desfibrilación	Defibrilacija
Desfibrilador	Defibrilator
Desfibrilador manual	Ručni defibrilator
Desgarro	Istegnuće
Desgarro de ligamento	Istegnuće ligamenta
Deshidratación	Dehidracija
Desmineralización	Demineralizacija
Desnutrición	Neuhranjenost
Desodorante	Antiperspirant
Desorientación	Dezorijentiranost
Desplazamiento de una articulación (subluxación)	Djelomična dislokacija (subluksacija)
Despredimiento del párpado superior (blefaroptosis)	Spušteni kapak (blefaroptoza)
Desprendimiento de retina	Odvajanje mrežnice (ablacija retine)
Desprendimiento prematuro de placenta	Abrupcija posteljice
Después de una comida	Nakon jela
Desquamación	Ljuštenje kože (deskvamacija)

Determinación del tiempo de muerte	Proglašenje vremena smrti
Detrás	Iza
Día	Dan
Día de mañana	Sutra
Diabetes	Dijabetes
Diabetes gestacional	Gestacijski dijabetes
Diafragma	Dijafragma
Diafragma	Ošit (dijafragma)
Diagnóstico	Dijagnoza
Diagnóstico diferencial	Diferencijalna dijagnoza
Diagnóstico prenatal	Prenatalna dijagnostika
Diálisis	Dijaliza
Diálisis de hígado	Dijaliza jetre
Diálisis renal	Dijaliza bubrega
Diarrea	Proljev (dijarea)
Diecinueve	Devetnaest
Dieciocho	Osamnaest
Dieciséis	Šesnaest
Diecisiete	Sedamnaest
Diencéfalo	Međumozak
Diente	Zub
Diente de leche	Mliječni zub
Diente podrido	Pokvareni zub
Diez	Deset
Dificultad al orinar (disuria)	Otežano usporeno mokrenje (dizurija)
Dificultad de respiración	Otežano disanje
Dificultad del aprendizaje	Poremećaj učenja
Dificultad para la defecación (tenesmo rectal)	Otežano pražnjenje crijeva (otežana defekacija)
Dificultad para tragar (disfagia)	Otežano gutanje (disfagija)
Digestión	Probava
Digestivo	Digestiv
Dilatación aguda del estómago	Akutna dilatacija želuca
Dilatación del cuello uterino	Otvaranje ušća maternice
Dilatación pupilar inducida por fármacos	Širenje zjenica potaknuto lijekovima
Dinamómetro	Dinamometar
Discartrosis	Diskartroza
Disco intervertebral	Međukralježnični disk
Disgénesis testicular	Testikularna disgeneza
Dislexia	Disleksija
Dislocación de los fragmentos	Dislokacija ulomaka
Disminución de producción de orina (oliguria)	Smanjeno izlučivanje urina (oligurija)
Dispepsia (indigestión)	Dispepsija (nervozni želudac)
Displasia congénita de la cadera (luxación congénita de cadera)	Urođeno iščašenje kuka (kongenitalna displazija kuka)
Displasia del cuello uterino	Cervikalna displazija
Distonía	Distonija
Distorsión del tobillo	Uganuće skočnog zgloba
Diurético	Diuretik
Divertículo del colon	Divertikul na debelom crijevu
Doce	Dvanaest
Dolor	Bol
Dolor abdominal	Bol u trbuhu
Dolor afilado	Oštra bol
Dolor agudo	Akutna bol
Dolor al tragar (odinofagia)	Bolno gutanje (odinofagija)
Dolor crónico	Kronična bol
Dolor de cabeza	Glavobolja
Dolor de cabeza por sinusitis	Sinusna glavobolja
Dolor de espalda (dorsalgia)	Bol u leđima (dorzopatija)
Dolor de espalda baja (lumbalgia)	Križobolja (lumbosakralni sindrom)
Dolor de espalda postural	Posturalna križobolja
Dolor de muelas	Zubobolja
Dolor en la mama (mastalgia)	Bol u dojci (mastalgija)
Dolor epigástrico	Bol u epigastriju
Dolor pulsante	Pulsirajuća bol
Dolor sordo	Tupa bol
Dolor tipo punzada	Probadajuća bol
Dolor torácico	Bol u prsištu
Donación de ovocitos	Donacija jajašca
Donación de sangre	Darovanje krvi (donacija krvi)
Donante	Davalac (donator)
Dos	Dva
Dos mil	Dvije tisuće
Doscientos	Dvjesto
Dosis	Doza
Drenaje	Drenaža

Drenaje postural	Drenažni položaj
Ductus arterioso persistente (conducto arterioso persistente)	Otvoreni ductus arteriosus (Ductus arteriosus persistens)
Ductus arteriosus (conducto arterioso de Botal)	Ductus Botalli
Duodécima semana	Dvanaesti tjedan
Duodécimo	Dvanaesti
Duodeno	Dvanaesnik (duodenum)
Duración de las contracciones uterinas	Trajanje truda
Duración del embarazo	Trajanje trudnoće
Duramadre	Tvrda moždana ovojnica
Eccema (eczema)	Ekcem
Eclampsia	Eklampsija
Eclerótica	Bjeloočnica
Ecocardiografía	Ultrazvuk srca (ehokardiografija)
Ecocardiografía doppler	Ultrazvuk srca s dopplerom
Ecoencefalografia	Ehoencefalografija
Ecografía abdominal (ultrasonido abdominal)	Ultrazvuk abdomena
Ecografía de la tiroides (ultrasonido de la tiroides)	Ultrazvuk štitnjače
Ecografía de mama (ultrasonido de mama)	Ultrazvuk dojke
Ecografía de páncreas (ultrasonido de páncreas)	Ultrazvuk gušterače
Ecografía de vesícula y vías biliares	Ultrazvuk žuči i žučnih vodova
Ecografía hepática (ultrasonido hepático)	Ultrazvuk jetre
Ecografía renal (ultrasonido renal)	Ultrazvuk bubrega
Ectrodactilia en pie	Lobster Claw stopalo
Edema (hidropesía)	Edem
Edema cerebral	Edem mozga
Edema postural	Posturalni edem (statički edem)
Edema pulmonar	Plućni edem
Edulcorante artificial	Umjetno sladilo
Ejercicio	Vježbanje
Ejercicios de Kegel	Kegelove vježbe
Ejercicios de respiración	Vježbe disanja
Elastina	Elastin
Electrocardiografía (ECG, EKG)	Elektrokardiografija (EKG)
Electrocirurgía	Elektrokirurgija
Electrodo	Elektroda
Electroencefalografía	Elektroencefalografija (EEG)
Electroforesis de proteínas séricas	Elektroforeza proteina u serumu
Electrolito	Elektrolit
Electromiografía	Elektromiografija (EMG)
Electroneurografía	Elektroneurografija
Electrorretinografía	Elektroretinografija
Electroterapia	Elektroterapija
Elefantiasis	Elefantijaza (limfedem)
Elevador	Dizalo
Embarazo	Trudnoća
Embarazo ectópico	Izvanmaternična trudnoća (ektopična trudnoća)
Embarazo molar	Hidatiformna mola
Embarazo múltiple	Blizanačka trudnoća
Embolia	Embolija
Embolia arterial	Arterijska embolija
Embolia gaseosa	Zračna embolija
Embolia pulmonar	Plućna embolija
Embolismo graso	Masna embolija
Embrión	Embrij (zametak)
Emisión excesiva de orina durante la noche (nicturia)	Noćno mokrenje (nokturija)
Empaste (emplomadura)	Zubna plomba
Empujar	Tiskati
Emulsión	Emulzija
En ayunas	Na tašte
Enanismo	Patuljasti rast (nanizam)
Encefalocele	Encefalokela
Encefalopatía	Encefalopatija
Encía	Desni
Endometriosis	Endometrioza
Endoscopia	Endoskopija
Enema (clisma)	Klizma (klistir)

Enema de bario con doble contraste	Rendgensko snimanje debelog crijeva i rektuma s kontrastom barija	**Enfermedades de los vasos sanguíneos**	Bolesti krvnih žila
Enfermedad autoinmune	Autoimunološka bolest	**Enfermedades infantiles contagiosas**	Dječje zarazne bolesti
Enfermedad cardíaca pulmonar (cor pulmonale)	Plućno srce	**Enfermera**	Medicinska sestra
Enfermedad coronaria	Koronarna bolest (koronaropatija)	**Enfermería**	Ambulanta
Enfermedad de Hirschsprung (megacolon agangliónico)	Mekonijalni ileus	**Enfrente**	Ispred
Enfermedad de Hirschsprung (megacolon agangliónico)	Hirschsprungova bolest (kongenitalni aganglionarni megakolon)	**Engorde (ganar peso)**	Debljanje
Enfermedad de la mañana (náusea gravídica)	Jutarnje mučnine	**Enjuague bucal (colutorio)**	Tekućina za ispiranje usne šupljine
Enfermedad de la membrana hialina (síndrome de distrés respiratorio)	Bolest hijaline membrane (respiratorni sindrom novorođenćeta)	**Enrojecimiento de la piel (eritema)**	Crvenilo kože (eritem)
Enfermedad de Morquio (muco-polisacaridosis tipo IV)	Sindrom Morquio (mukopolisaharidoza tip IV)	**Enteroscopia**	Enteroskopija
Enfermedad de transmisión sexual	Spolno prenosiva bolest	**Entrenamiento del equilibrio**	Trening ravnoteže
Enfermedad del corazón (cardiopatía)	Srčana bolest (kardiopatija)	**Envenenamiento (intoxicación)**	Trovanje
Enfermedad hemolítica del recién nacido (eritroblastosis fetal)	Hemolitička bolest novorođenčeta	**Eosinófilo**	Eozinofil
Enfermedad hemolítica del recién nacido (incompatibilidad Rh)	Rh-inkompatibilnost (hemolitička bolest novorođenćeta)	**Epidemia**	Epidemija
Enfermedad parasitaria (parasitosis)	Parazitarna bolest (parazitoza)	**Epidídimo**	Pasjemenik
Enfermedad pélvica inflamatoria	Upalna bolest zdjelice	**Epilepsia**	Epilepsija
Enfermedad profesional	Profesionalno oboljenje	**Episiotomía**	Kirurško proširenje porođajnog kanala (epiziotomija)
Enfermedades de las válvulas del corazón	Bolesti srčanih zalistaka	**Erección sostenida y dolorosa (priapismo)**	Dugotrajna bolna erekcija (prijapizam)
		Ergometría	Test opterećenja (ergometrija)
		Eritema infeccioso (quinta enfermedad)	Infektivni eritem (peta bolest)
		Eritrocito (glóbulo rojo)	Eritrocit (crveno krvno tjelešce)
		Eritromicina	Eritromicin
		Erosión cervical	Cervikalna erozija
		Eructo	Podrigivanje
		Escala de coma de Glasgow	Glasgowska skala kome
		Escalofrío (tiritón)	Zimica (tresavica)
		Escalpelo	Skalpel
		Escayola de inmovilización	Gipsana udlaga
		Escoliosis	Skolioza
		Escorbuto	Skorbut
		Escupir	Pljunuti
		Esfínter	Kružni mišić (sfinkter)
		Esmalte dental	Zubna caklina
		Esófago	Jednjak
		Esofagogastroduo-denoscopia	Ezofagogastroduo-denoskopija
		Espalda	Leđa

Espalda baja	Križa	**Estrabismo**	Razrokost (strabizam)
Espalda superior	Gornji dio leđa	**Estradiol**	Folikulin (estradiol)
Espasmo (calambre)	Grč (spazam)	**Estrangulamiento**	Davljenje
Espasmo facial	Grč mišića lica	**Estreñimiento**	Zatvor (opstipacija)
Espasmo muscular (calambre)	Mišićni grč (spazam)	**Estribo**	Stremen
Espasmo vaginal (vaginismo)	Grč rodnice (vaginizam)	**Estridor**	Glasno otežano disanje (stridor)
Espasmolítico	Spazmolitik	**Estrógeno**	Estrogen
Espermatocele	Spermatokela (cista epididimisa	**Estrógeno de la placenta**	Estrogen placente
Espermatozoide	Spermij	**Estupor**	Stupor
Espermatozoide	Spermij	**Etapas del parto**	Porodno doba
Espermicida	Spermicid	**Examen de glucosa en orina**	Šećer u urinu
Espermiograma	Spermogram	**Exámen dilatado de fundus**	Pregled očnog fundusa
Espina bífida	Spina bifida	**Examen ginecológico**	Ginekološki pregled
Espirometría	Spirometrija (mjerenje vitalnog kapaciteta)	**Exámen médico**	Medicinska pretraga
Esponja	Spužva	**Exámenes bioquímicos de sangre**	Biokemijske pretrage krvi
Esponja anticonceptiva	Kontracepcijska spužva	**Exantema**	Egzantem
Espuma	Pjena	**Exasperación**	Razdražljivost
Espuma anticonceptiva	Kontracepcijska pjena	**Excesiva producción de saliva (hipersalivación)**	Pojačano lučenje sline (hipersalivacija)
Esputo espumoso	Pjenušavi ispljuvak	**Excesiva producción de sudor (hiperhidrosis)**	Prekomjerno znojenje (hiperhidroza)
Esputo que contiene pus	Gnojni ispljuvak	**Exceso de cabello (hipertricosis)**	Pojačana dlakavost
Esqueleto	Kostur	**Excrementos (heces)**	Stolica (feces, izmet)
Esquizofrenia	Šizofrenija	**Exodoncia dental**	Vađenje zuba
Estenosis congénita del píloro	Urođena stenoza pilorusa	**Exoftalmos**	Izbuljene oči (egzoftalmus)
Estenosis de la válvula aórtica	Stenoza aortnog ušća	**Expectoración de sangre (hemoptisis)**	Iskašljavanje krvi (hemoptiza, hemoptoja)
Estenosis de la válvula pulmonar	Stenoza plućnog ušća (pulmonalna stenoza)	**Expectorante**	Sredstvo za iskašljavanje
Estenosis mitral	Stenoza mitralnog ušća	**Exploración física de mama**	Pregled dojke
Estéril	Sterilno	**Exposición a las radiaciones ionizantes**	Ionizirajuća ozračenost
Esterilización	Sterilizacija	**Expulsión de la placenta**	Istiskivanje posteljice i ovoja
Esterilización quirúrgica masculina (vasectomía)	Kirurška sterilizacija muškarca (vazektomija)	**Expulsión del producto**	Istiskivanje ploda
Esterilizatióm quirúrgica femenina (ligadura de trompas)	Kirurška sterilizacija žene (podvezivanje jajovoda)		
Esternón	Prsna kost (sternum)		
Estetoscopio	Stetoskop		
Estómago	Želudac		
Estornudo	Kihanje		

Extirpación quirúrgica de la próstata (prostatectomía) Kirurško odstranjenje prostate (prostatektomija)

Extirpación quirúrgica de las hemorroides (hemorroidectomía) Kirurško odstranjenje hemeroida (hemoroidektomija)

Extirpación quirúrgica de los fibromas uterinos (miomectomía) Kirurško odstranjenje mioma u maternici (miomektomija)

Extirpación quirúrgica de un aneurisma (aneurismectomía) Kirurško odstranjenje aneurizme (aneurizmektomija)

Extirpación quirúrgica del apéndice cecal (apendicectomía) Kirurško odstranjenje slijepog crijeva (apendektomija)

Extirpación quirúrgica del testículo (orquidectomía) Kirurško odstranjenje testisa (orhidektomija)

Extracción quirúrgica de la vesícula biliar (colecistectomía) Kirurško odstranjenje žučnog mjehura (kolecistektomija)

Extracción quirúrgica de los cálculos (litotomía) Kirurško odstranjenje kamenca (litotomija)

Extracción quirúrgica del útero (histerectomía) Kirurško odstranjenje maternice (histerektomija)

Exudado faríngeo Mikrobiološki pregled brisa grla

Eyaculación Ejakulat

Eyaculación precoz Prijevremena ejakulacija

Factor Rh negativo Negativan Rh faktor

Factor Rh positivo Pozitivan Rh faktor

Falange Kost prsta (falanga)

Falta de aire (disnea) Zaduha (nedostatak daha, dispneja)

Falta de respiración (apnea) Zastoj disanja (apnea)

Falta de visión en luz brillante (hemeralopia) Kokošje sljepilo (hemeralopija)

Faringe Ždrijelo

Farmacéutico Ljekarnik

Farmacia Ljekarna

Fármaco antialcohólico Antialkoholik

Fármaco antiobesidad Dijetetsko sredstvo

Fármaco antiviral Antivirusni lijek

Fármaco tuberculostático Antituberkulotik

Fármaco utilizado para suprimir el trabajo de parto prematuro (tocolítico) Lijek za sprečavanje trudova (tokolitik)

Fármacos abortivos Abortivni lijekovi

Fascia profunda Mišićna fascija

Fase de remisión Stadij mirovanja bolesti (remisija)

Fecundación (fertilización) Začeće (oplodnja)

Fecundación in vitro Oplodnja in vitro

Fenilcetonuria Fenilketonurija

Fentanilo Fentanil

Feto Fetus

Feto posición transversal Kosi položaj ploda

Fetoscopia Fetoskopija

Fibrilación auricular Atrijska fibrilacija

Fibrilación ventricular Ventrikularna fibrilacija

Fibrina Fibrin

Fibrinógeno Fibrinogen

Fibroblasto (célula fija) Fibroblast

Fibrosis quística (mucoviscidosis) Cistična fibroza

Fiebre Groznica (vrućica)

Fiebre del Zika Zika groznica

Fiebre puerperal Puerperalna groznica (babinja groznica)

Fiebre reincidente Povratna groznica

Fisioterapeuta Fizioterapeut

Fisioterapia Fizikalna terapija

Fístula anal Analna fistula

Fisura anal Analna fisura

Fitoterapia Fitoterapija

Flebografía Venografija (flebografija)

Flebotrombosis Flebotromboza

Flexibilidad anormal Abnormalna gibljivost

Fluido corporal Tjelesna tekućina

Flujo (descarga, secreción) Iscjedak

Flujo vaginal Vaginalni iscjedak

Fluoroscopia Fluoroskopija

Fobia Fobija

Foliculitis	Folikulitis
Folículo de Graaf	Graafov folikul
Fórceps	Forceps (kliješta)
Forúnculo (furúnculo)	Furunkul (čir na koži)
Fosfatasa alcalina	Alkalna fosfataza
Fosfolípido	Fosfolipid
Fósforo	Fosfor
Fotofobia (intolerancia a la luz)	Fotofobija (strah od svjetla)
Fractura abierta	Otvoreni prijelom kosti
Fractura cominuta	Kominutivni prijelom kosti
Fractura de hueso	Prijelom kosti (fraktura kosti)
Fractura-dislocación	Prijelom kosti s pomakom
Frasquito	Bočica
Frecuencia de las contracciones uterinas	Frekvencija trudova
Frente	Čelo
Frigidez	Frigidnost
Fuera	Vani
Gabacha desechable	Zaštitna navlaka za odjeću
Gafas	Naočale
Galactorrea	Galaktoreja
Gammagrafía de bazo con tecnecio 99m	Scintigrafija slezene radioaktivnim izotopima
Gammagrafía hepatobiliar con tecnecio 99m	Scintigrafija jetre i žučnih vodova radioaktivnim izotopima
Gammagrafía ósea	Scintigrafija kostiju
Gammagrafía pulmonar	Scintigrafija pluća
Gammagrafía renal	Scintigrafija bubrega
Gammagrafía tiroidea	Scintigrafija štitnjače
Ganas de vomitar	Podražaj na povraćanje
Ganglio linfático	Limfna žlijezda
Gangrena	Gangrena
Gangrena húmeda	Vlažna gangrena
Garganta	Grlo
Gas	Plin
Gasa	Gaza
Gasto urinario excesivo (poliuria)	Učestalo mokrenje velikih količina mokraće (poliurija)
Gastroenteritis	Gastroenteritis
Gastroscopia	Gastroskopija
Gel	Gel
Gel conductor	Kontaktni gel za elektrode
Gemelos	Blizanci
Gemelos dicigóticos (mellizos)	Dvojajčani blizanci
Gemelos monocigóticos	Jednojajčani blizanci
Gentamicina	Gentamicin
Gérmenes	Klice
Gigantismo	Divovski stas
Ginecología	Ginekologija
Glande	Glavić
Glándula	Žlijezda
Glándula bulbouretral (glándula de Cowper)	Bulbouretralna žlijezda (Cowperova žlijezda)
Glándula de Bartolino	Bartolinova žlijezda
Glándula lagrimal	Suzna žlijezda
Glándula paratiroides	Doštitnjača
Glándula pineal (epífisis)	Pinealna žlijezda (epifiza)
Glándula salival	Žlijezda slinovnica
Glándula sebácea	Žlijezda lojnica
Glándula sudorípara	Žlijezda znojnica
Glándula suprarrenal	Nadbubrežna žlijezda
Globo ocular	Očna jabučica
Globulina	Globulin
Glomérulo	Glomerul
Glucagón	Glukagon
Glucocorticoide	Glukokortikoid
Glucógeno	Glikogen
Glucosa	Glukoza
Golpe	Udarac
Golpe de calor	Toplotni udar
Goma de mascar de nicotina	Nikotinska guma za žvakanje
Gónada	Spolna žlijezda
Gonadotropina	Gonadotropin
Gonadotropina coriónica	Korion-gonadotropin
Goniómetro	Goniometar
Gonioscopia	Gonioskopija
Gonorrea (blenorragia, blenorrea)	Gonoreja (kapavac, triper)
Gorra desechable	Zaštitna kapa
Gotas	Kapi (kapljice)
Gotas nasales	Kapi za nos

Gotas óticas	Kapi za uši
Goteo nasal (rinorrea)	Curenje iz nosa (rinoreja)
Gramo	Gram
Granulocito	Granulocit
Grasa	Mast
Gravedad específica de la orina	Specifična težina urina
Gripe (gripa, influenza)	Gripa (influenca)
Grupo sanguíneo	Krvna grupa
Grupo sanguíneo 0	Krvna grupa 0
Grupo sanguíneo AB	Krvna grupa AB
Grupo sanguíneo B	Krvna grupa B
Grupo sanguíneoA	Krvna grupa A
Guantes desechables	Zaštitne rukavice
Guardar cama	Mirovanje u krevetu
Hambre	Glad
Haz de His	Hisov snopić
HbsAg (antígeno de superficie de la hepatitis B)	HbsAg (hepatitis B površinski antigen)
Heces acuosas	Vodenasta stolica
Heces amarillas	Žuta stolica
Heces de color rojo	Crvena stolica
Heces negras (melena)	Crna stolica (melena)
Heces verdes	Zelenkasta stolica
Helicóptero	Helikopter
Hemangioma capilar (marca de fresa)	Kapilarni hemangiom
Hematocrito	Hematokrit
Hematoma	Hematom
Hematoma epidural	Epiduralni hematom
Hemivértebra	Hemivertebra
Hemocultivo	Mikrobiološki pregled krvi (hemokultura)
Hemofilia	Hemofilija
Hemoglobina	Hemoglobin
Hemoglobina en orina (hemoglobinuria)	Hemoglobin u urinu (hemoglobinurija)
Hemograma (conteo sanguíneo completo)	Kompletna krvna slika
Hemorragia arterial	Arterijsko krvarenje
Hemorragia epidural	Epiduralno krvarenje
Hemorroides	Hemoroidi
Hemostático	Hemostatik
Heparina	Heparin
Herida	Ozljeda
Herida	Rana
Herida de bala	Prostrijelna rana
Herida por corte	Rezna rana (posjekotina)
Herida por mordedura	Ugrizna rana
Herida térmica	Termička rana
Hermafroditismo	Dvospolnost
Hernia	Kila (bruh, hernija)
Hernia discal	Hernija intervertrebralnog diska
Hernia umbilical	Pupčana kila (umbilikalna hernija)
Herpangina	Herpangina
Herpes genital	Genitalni herpes
Herpes simple	Herpes simpleks
Herpes zóster (herpes zona)	Herpes zoster
Hidrocefalia	Hidrocefalus
Hidrocele	Hidrokela
Hidroterapia	Hidroterapija
Hielo	Led
Hierro (fierro)	Željezo
Hígado	Jetra
Himen	Djevičnjak (himen)
Hinchazón	Oteklina
Hinchazón y gases (flatulencia, ventosidad)	Nadutost i vjetrovi
Hiperactividad	Hiperaktivnost
Hipercalcemia	Hiperkalcijemija
Hiperémesis gravídica	Trudnička hiperemeza
Hiperemia del ovario	Hiperemija jajnika
Hiperinsulinismo	Povišen inzulin u krvi (hiperinzulinizam)
Hipermetropía	Dalekovidnost
Hiperparatiroidi-smo	Hiperparatireoidizam
Hiperpituitarismo	Hiperpituitarizam
Hiperplasia endometrial	Hiperplazija endometrija
Hiperplasia pseudo-epiteliomatosa	Pseudoepiteliemato-zna hiperplazija
Hiperpotasemia (hipercalemia)	Hiperkalijemija
Hipersensibilidad electromagnética	Elektromagnetska hipersenzibilnost
Hipertensión arterial pulmonar	Plućna hipertenzija

Hipertensión esencial	Esencijalna hipertenzija
Hipertensión secundaria	Sekundarna hipertenzija
Hipertermia	Hipertermija
Hipertiroidismo	Hipertireoza
Hipertrofia	Hipertrofija
Hipertrofia del útero	Hipertrofija maternice
Hipertrofia ventricular	Ventrikularna hipertrofija
Hiperuricemia	Hiperurikemija
Hiperventilación	Hiperventilacija
Hipervitaminosis	Hipervitaminoza
Hipervolemia (aumento del volumen de sangre en la circulación)	Hipervolemija (porast volumena krvi u optoku)
Hipnótico	Hipnotik
Hipo	Štucavica
Hipoalbuminemia	Hipoalbuminemija
Hipocalcemia	Hipokalcijemija
Hipocaliemia	Hipokalijemija
Hipocondría	Hipohondrija
Hipófisis (glándula pituitaria)	Hipofiza
Hipoglicemia	Hipoglikemija
Hipoinsulinismo	Hipoinzulinizam
Hipoparatiroidismo	Hipoparatireodizam
Hipopituitarismo	Hipopituitarizam
Hipotálamo	Hipotalamus
Hipotensión y síncope	Hipotenzija i sinkope
Hipotermia	Pothlađenost (hipotermija)
Hipotiroidismo	Hipotireoza
Hipotonía	Hipotonija
Hipotonía muscular	Mišićna hipotonija
Hipotrofia fetal	Fetalna hipotrofija
Hipoxia	Hipoksija
Hirsutismo	Hirzutizam
Histeria	Histerija
Histerosalpingografía	Rendgensko snimanje maternice i jajovoda
Histeroscopia	Histeroskopija
Hombro	Rame
Hora	Sat
Hormigueo	Trnjenje
Hormona	Hormon
Hormona adrenocorticotropa (corticotropina, corticotrofina)	Kortikotropin

Hormona anidiurética (arginina vasopresina)	Antidiuretski hormon (vazopresin)
Hormona de crecimiento somatotropa	Hormon rasta (somatotropin)
Hormona luteinizante (lutropina)	Luteinizirajući hormon
Hospital	Bolnica
Hospital de maternidad	Rodilište
Hoy	Danas
Hueso	Kost
Hueso coxal	Kost kuka
Hueso frontal	Čeona kost
Hueso maxilar superior (maxila)	Gornja čeljust (maksila)
Hueso occipital	Zatiljna kost
Hueso parietal	Tjemena kost
Hueso proprio de la nariz (hueso nasal)	Nosna kost
Huracán	Uragan
Ictericia	Žutica (ikterus)
Ictericia del recién nacido	Novorođenačka žutica
Íleon	Ileum
Ilion	Crijevna kost
Imagen por resonancia magnética (IRM)	Magnetska rezonancija (MR)
Imagen por resonancia magnética funcional (IRMf)	Funkcionalna magnetska rezonancija (FMR)
Imbecilidad	Slaboumnost
Impétigo	Impetigo
Implante de mama	Umetak za dojku
Implatación	Implantacija (usađivanje)
Impotencia	Impotencija
Inanición	Izgladnjelost
Incapacidad de movimiento	Nemogućnost kretanja
Incapacidad para orinar	Nemogućnost mokrenja
Incendio (fuego)	Požar
Incisión quirúrgica en la tráquea (traqueotomía)	Kirurško otvaranje dišnog puta (traheotomija)
Incisivo	Sjekutić (inciziv)
Incompetencia cervical	Cervikalna inkompetencija
Inconsciencia	Nesvjestica

Incontinencia	Inkontinencija
Incontinencia urinaria	Urinarna inkotinencija
Incontinencia urinaria por estrés	Stres-inkontinencija urina
Incremento de la presión sanguínea (hipertensión)	Visoki krvni tlak (hipertenzija)
Incubadora	Inkubator
Indigestión	Probavne smetnje
Infarto	Infarkt
Infarto de miocardio	Infarkt miokarda
Infección	Infekcija
Infección bacteriana	Bakterijska infekcija
Infección de las membranas placentarias (corioamnionitis)	Upala plodovih ovoja (korioamnionitis)
Infección por clamidia	Klamidijska infekcija
Infeccion por el virus del papilom humano (VPH)	Infekcija humanim papiloma virusom (HPV)
Infección por hongos	Gljivična infekcija
Infección viral	Virusna infekcija
Infecciones TORCH	TORCH infekcije
Infertilidad	Neplodnost (sterilitet)
Infestación de gusanos (helmintiasis)	Infestacija crijevnim parazitima (helmintijaza)
Infestación por ladilla (ftiriasis)	Infestacija stidnim ušima (iftirijaza)
Infestación por piojos (pediculosis)	Infestacija ušima (ušljivost, pedikuloza)
Inflamación	Upala
Inflamación de la próstata (prostatitis)	Upala prostate (prostatitis)
Inflamación de la vagina (vaginitis)	Upala rodnice (vaginitis)
Inflamación de la vejiga urinaria (cistitis)	Upala mokraćnog mjehura (cistitis)
Inflamación de la vulva (vulvitis)	Upala stidnice (vulvitis)
Inflamación de las venas (flebitis)	Upala vena (flebitis)
Inflamación del apéndice (apendicitis)	Upala slijepog crijeva (apendicitis)
Inflamación del endometrio (endometritis)	Upala endometrija maternice (endometritis)
Inflamación del epidídimo (epididimitis)	Upala pasjemenika (epididimitis)
Inflamación del peritoneo (peritonitis)	Upala potrbušnice (peritonitis)
Inflamación del seno (mastitis)	Upala dojke (mastitis)
Inflamación del testículo (orquitis)	Upala testisa (orhitis)
Infusión	Infuzija
Ingestas descontroladas de alimentos (hiperfagia)	Prekomjerno jedenje (hiperfagija)
Ingle	Prepona
Inhalación	Inhalacija
Inmovilizador de cabeza	Imobilizator glave
Inmunodeficiencia	Sniženi imunitet
Inmunoglobulina	Imunoglobulin
Inmunosupresor	Imunosupresiv
Inseminación artificial	Umjetna oplodnja
Insolación	Sunčanica
Insomnio	Nesanica
Insuficiencia renal aguda	Akutno zatajenje bubrega
Insuficiencia renal crónica	Kronično zatajenje bubrega
Insulina	Inzulin
Intensidad de contracciones uterinas	Snaga trudova
Interferón	Interferon
Intestin	Crijevo
Intestino delgado	Tanko crijevo
Intestino grueso (colon)	Debelo crijevo
Intolerancia a la lactosa	Nepodnošenje laktoze (netolerancija laktoze)
Intolerancia al gluten	Nepodnošenje glutena
Intoxicación alimentaria	Trovanje hranom
Intoxicación por alcohol	Trovanje alkoholom
Intravenoso poste	Stalak za infuziju
Intubación	Intubacija
Inundación	Poplava

Inyección	Injekcija
Inyección intracitoplasmática de espermatozoides	Intracitoplazmatska spermalna injekcija
Ir al servicio	Obaviti nuždu
Iris	Šarenica
Isquemia	Ishemija
Isquión	Sjedna kost
Izquierda	Lijevo
Jabón	Sapun
Jarabe	Sirup
Jeringa	Šprica
Joroba	Grba
Jugo gástrico	Želučani sok
Jugo intestinal	Crijevni sok
Jugo pancreático	Sok gušterače
Keratosis	Keratoza
Kernicterus (encefalopatía neonatal bilirrubínica)	Žutica moždanih jezgri
Labio	Usna
Labio leporino (fisura labial)	Rascjep usne i nepca
Laboratorio	Laboratorij
Laceración	Razderotina
Lactancia	Dojenje (laktacija)
Lactancia materna	Dojenje
Lágrima	Suza
Laparoscopia	Laparoskopija
Laringe	Grkljan
Laringoespasmo	Laringospazam
Laringoscopia	Laringoskopija
Laringoscopio	Laringoskop
Lavado	Ispiranje
Lavado gástrico	Ispiranje želuca
Lavandería	Vešeraj
Lavar	Isprati
Laxante	Laksativ
Legrado	Kiretaža
Lengua	Jezik
Lengua más grande de lo normal (macroglosia)	Uvećani jezik (makroglosija)
Lentes de contacto (lentillas, pupilentes)	Kontaktne leće
Lesión de nervio	Oštećenje živca (lezija živca)
Lesión de nervio periférico	Oštećenje perifernog živca
Lesión por explosión	Eksplozivna rana
Lesiones de la cabeza y del cerebro	Ozljede glave i mozga

Lesiones mecánicas	Mehaničke ozljede
Lesiones térmicas	Termičke ozljede
Leucocito	Leukocit
Leucorrea	Bijelo pranje
Ligamento	Ligament
Linfa	Limfa
Linfedema	Limfedem (zastoj limfe)
Linfocito	Limfocit
Linfografía	Limfografija
Líquido amniótico	Plodna voda (amnijska tekućina)
Líquido cefalorraquídeo (líquido cerebrospinal)	Moždana tekućina (likvor)
Líquido intersticial (líquido tisular)	Međustanična tekućina
Líquido sinovial	Zglobna tekućina (sinovijalna tekućina)
Litopedion	Litopedion (okamenjeno dijete)
Litro	Litra
Llamada de socorro	Poziv u pomoć
Llamada de SOS	SOS poziv
Loción	Losion
Loquios	Lohija (iscjedak u babinjama)
Lordosis	Lordoza
Lubricante	Lubrikant
Luxación (lujación, dislocación)	Iščašenje (dislokacija, luksacija)
Luz	Svjetlo
Macrosomía fetal	Fetalna hipertrofija
Madre	Majka
Madre de alquiler	Surogat majka (zamjenska majka)
Magnesio	Magnezij
Magnetoencefalografía	Magnetoencefalografija (MEG)
Mal aliento (halitosis)	Zadah iz usta (halitoza)
Mal de garganta (inflamación de la faringe, faringitis)	Upala grla (grlobolja, faringitis)
Mal de mar	Morska bolest
Mal de montaña (mal de altura)	Visinska bolest
Malabsorción	Malapsorpcija
Malformación arteriovenosa cerebral	Anomalija moždanih krvnih žila

Malformación cardiaca congénita	Urođena srčana greška
Malformación del desarrollo cerebral	Anomalija u razvoju mozga
Malformaciones uterinas	Anomalije maternice
Mama	Dojka
Mamografía	Mamografija
Mañana	Jutro (prijepodne)
Mandíbula	Donja čeljust (mandibula)
Manganeso	Mangan
Manguito de presión arterial	Manšeta tlakomjera
Manía	Manija
Maniobra de Heimlich	Heimlichov zahvat
Mano	Šaka
Manometría esofágica	Manometrija jednjaka
Manta (cobija)	Deka
Manzanilla	Kamilica
Marcador biológico	Biomarker
Marcador tumoral	Tumorski marker
Marcador tumoral CA 125	CA 125 (karcinomski antigen 125)
Marcapasos	Električni stimulator srca
Marcha arrastrando los pies	Teturav nesiguran hod
Martillo (malleus)	Čekić (malleus)
Máscara de oxígeno	Maska za kisik
Máscara de reanimación	Maska za oživljavanje
Máscara laríngea	Laringealna maska
Mascarilla desechable	Zaštitna maska za lice
Mastitis puerperal	Puerperalni mastitis
Mastitis quística crónica (enfermedad fibroquística)	Fibrocistična bolest dojke
Mastopatía	Mastopatija
Materia de desperdicio	Otpad (otpadni proizvod)
Matriz (útero, seno materno)	Maternica (uterus)
Matrona (matrón)	Babica
Meconio	Mekonij
Mediastinoscopia	Medijastinoskopija
Medicamento (fármaco)	Lijek
Medicina nuclear	Radioizotopna dijagnostika
Médico	Liječnik
Médico de cabecera	Liječnik opće prakse
Medio de contraste	Kontrast
Médula cerebral	Moždana srž
Médula espinal	Kralježnična moždina
Médula ósea	Koštana srž
Megacolon	Megakolon
Mejilla (carrillo)	Obraz
Melanina	Melanin
Melanotropina	Melanotropin
Melasma (cloasma)	Kloazma (melazma)
Melatonina	Melatonin
Membrana sinovial	Sinovijalna opna
Meninge	Moždana ovojnica
MeningoceleOsteoporosis	Meningokela
Meningoencefalocele	Meningoencefalokela
Menisco	Zglobni menisk
Menopausia	Menopauza (klimakterij)
Menstruación (período)	Menstruacija
Menstruación dolorosa (dismenorrea)	Bolna menstruacija (dismenoreja)
Mes	Mjesec
Mesa (escritorio)	Stol
Mesa para cama	Stolić za serviranje hrane
Mesilla de noche	Noćni ormarić
Metabolismo basal acelerado	Ubrzan bazalni metabolizam
Metabolismo basal lento	Usporen bazalni metabolizam
Metacarpo	Pest (metakarpus)
Metadona	Metadon
Metatarso	Donožje (metatarzus)
Meteoropatía	Meteoropatija
Micción	Mokrenje (uriniranje)
Micción dolorosa (angurria)	Bol pri mokrenju (strangurija)
Micción frecuente	Učestalo mokrenje
Microcefalia	Mikrocefalija (sitnoglavost)
Microgramo	Mikrogram
Mielografía	Mijelografija
Mielografía cervical suboccipital	Subokcipitalna mijelografija
Mielografía lumbar	Lumbalna mijelografija
Mielomeningocele	Meningomijelokela

Miembro inferior	Noga
Mifepristona	Mifepriston
Migraña (jaqueca)	Migrena
Mil	Tisuća
Mil millones (miliarda)	Milijarda
Miligramo	Miligram
Mililitro	Mililitar
Milium (milia)	Milije (dječje akne)
Millón	Milijun
Mineral	Mineral
Mineralocorticoide	Mineralkortikoid (Na-hormon)
Minuto	Minuta
Miocardio	Srčani mišić (miokard)
Miocardiopatía	Kardiomiopatija
Mioma	Miom
Miopía	Kratkovidnost
Moco	Sluz
Moco (mucus) nasal	Sekrecija iz nosa
Moco en las heces	Sluzava stolica
Molar	Kutnjak (molar)
Molibdeno	Molibden
Monitor de signos vitales	Monitor za praćenje vitalnih znakova
Monitorización de la presión arterial	Mjerenje krvnog pritiska
Monocito	Monocit
Mordedura	Ugriz
Mordedura de un animal enfermo de rabia	Ugriz bijesne životinje
Morder	Zagristi
Moretón (equimosis)	Modrica (ekhimoza)
Morfina	Morfin
Morir	Umrijeti
Mórula	Morula
Mostrador de recepción	Prijemni ured
Movimiento fetal	Aktivni fetalni pokreti
Movimientos involuntarios y rápidos de los ojos (opsoclonus)	Nekontrolirani pokreti očiju (opsoklonus)
Mucocele	Mukocela
Mucolítico	Mukolitik
Mucosa	Sluznica
Mucosa estomacal	Želučana sluznica
Mucosa interior del útero (endometrio)	Sluznica maternice (endometrij)
Muerte	Smrt
Muerte natural	Prirodna smrt
Muerte violenta	Nasilna smrt
Muestra de vellosidades coriónicas	Uzorak korionskih resica
Muleta	Štaka
Multigrávida	Višerotkinja
Muñeca	Ručni zglob
Músculo liso	Glatki mišić
Músculo	Mišić
Músculo ciliar	Cilijarni mišić
Músculo flácido	Mlohavi mišić
Músculo glúteo	Sjedni mišić
Muslo (región femoral)	Natkoljenica (bedro)
Nacido muerto	Mrtvorođenče
Nalga	Zadak
Narcolepsia (síndrome de Gelineau, epilepsia del sueño)	Narkolepsija
Narina	Nosnica
Nariz	Nos
Náusea	Mučnina
Necrosis	Nekroza
Nefropatía diabética	Dijabetična nefropatija
Neonato (recién nacido)	Novorođenče
Neonatología	Neonatologija
Nervio	Živac
Nervio craneal	Moždani živac
Nervio espinal	Spinalni živac
Nervio óptico	Vidni živac
Neumoencefalografia	Pneumoencefalografija
Neumotórax	Pneumotoraks
Neuralgia	Neuralgija
Neurastenia	Neurastenija
Neuropatía diabética	Dijabetična neuropatija
Neurosis	Neuroza
Nevus (nevo)	Madež (nevus)
Nistagmo	Nistagmus
Nistatina	Nistatin
Nitrógeno ureico en sangre (BUN)	Ostatni dušik u krvi (urea nitrogen test)
Noche	Noć
Nódulo auriculoventricular	Atrioventrikularni čvor
Noradrenalina	Noradrenalin
Novecientos	Devetsto
Novena semana	Deveti tjedan
Noveno mes	Deveti mjesec
Noventa	Deveti
Noventa	Devedeset

Nuca	Zatiljak
Nudo	Kvržica
Nueve	Devet
Número	Broj
Nutrimento (nutriente)	Nutritiv
Obesidad	Debljina (gojaznost)
Obstetricia	Porodništvo
Ochenta	Osamdeset
Ocho	Osam
Ochocientos	Osamsto
Octava semana	Osmi tjedan
Octavo	Osmi
Octavo mes	Osmi mjesec
Oftalmoscopia	Oftalmoskopija
Óido	Uho
Oído medio	Srednje uho
Ojo	Oko
Ojos llorosos	Suzenje očiju
Ombligo (pupo)	Pupak
Once	Jedanaest
Operación quirúrgica	Operacija
Opioide	Opijat (opioid)
Órbita	Očna šupljina
Órgano	Organ
Orientación	Orijentacija
Orina	Mokraća (urin)
Orina de color marrón	Smeđi urin
Orina de color rojo	Crveni urin
Orina turbia	Mutni urin
Orinal	Noćna posuda
Ortopedia	Ortopedija
Oscilaciones del humor	Promjene raspoloženja
Osteoartropatía hipertrófica (enfermedad de Bamberger-Marie)	Osteoartropatija hipertrofika Pierre Marie
Osteoporosis	Osteoporoza
Otoscopía	Otoskopija
Ovario	Jajnik
Ovogénesis	Ovogeneza (oogeneza)
Ovulación	Ovulacija
Ovulación dolorosa	Bolna ovulacija (mittelschmerz)
Óvulo	Jajašce
Oxicodona	Oksikodon
Oxitocina	Oksitocin
Pabellón auricular (aurícula)	Ušna školjka

Pabellón de enfermedades infecciosas	Zarazni odjel
Paciente	Bolesnik
Padrastro	Zanoktica
Padre	Otac
Padre (primario)	Roditelj
Padre biológico	Biološki roditelj
Paladar	Nepce
Paladar óseo	Tvrdo nepce
Palangana (ajofaina)	Lavor
Palidez	Bljedilo
Palma	Dlan
Palmas de las manos calientes y mojadas	Topli i vlažni dlanovi
Palpación	Pregled pipanjem (palpacija)
Palpitación	Lupanje srca (palpitacije)
Pañal	Pelena
Páncreas	Gušterača
Pancreas aberrante	Aberantni pankreas
Pandemia	Pandemija
Pantorrilla	List
Pantuflas	Šlape
Papelera	Kanta za smeće
Paperas (parotiditis)	Zaušnjaci (mumps, parotitis)
Papila gustativa	Okusni pupoljak
Paracetamol	Paracetamol
Parafina	Parafin
Parálisis	Paraliza (oduzetost, kljenut)
Parálisis cerebral	Cerebralna paraliza
Paranoia	Paranoja
Parathormona (hormona paratiroidea, paratirina)	Paratireoidni hormon
Parche de nicotina	Nikotinski flaster
Pared abdominal	Trbušna stijenka
Paresis	Pareza
Paridad	Broj trudnoća
Paro cardiaco (parada cardiorrespiratoria)	Zastoj srca (srčani arest)
Párpado	Kapak
Parte superior del brazo	Nadlaktica
Parto	Porod
Parto a término	Ročni porod
Parto en agua	Porod u vodi
Parto patológico	Patološki porod

Parto postérmino	Poslijeročni porod	**Pérdida de sangre uterina (metrorragia)**	Krvarenje iz maternice (metroragija)
Parto pretérmino	Prijevremeni porod	**Pérdida del apetito**	Gubitak apetita
Parto prolongado	Produljeni porod	**Pérdida del sentido del gusto (ageusia)**	Gubitak osjeta okusa
Pasta	Pasta	**Pérdida del sentido del olfato (anosmia)**	Gubitak osjeta mirisa
Pasta de dientes (dentífrico)	Pasta za zube	**Pérdida del sentido del tacto**	Gubitak osjeta dodoira
Pasta de óxido de zinc	Cinkova pasta	**Perfil biofísico fetal**	Biofizikalni profil fetusa
Pastilla	Tableta za sisanje (pastila)	**Pericardio**	Osrčje (perikard)
Patear	Udaranje, ritanje	**Periné (perineo)**	Međica (perineum)
Patología	Patologija	**Periodontitis (piorrea)**	Parodontoza
Pecho	Grudište (prsa)	**Peritoneo**	Potrbušnica (peritoneum)
Pecho hundido (pectus excavatum)	Udubljena prsa (ljevkasta prsa)	**Peritonitis meconial**	Mekonijalni peritonitis
Pectus carinatum	Kokošja prsa	**Peso al nacer**	Težina ploda (porođajna težina)
Pediatría	Pedijatrija	**Pestaña**	Trepavica
Pelea	Tučnjava	**Petequia**	Petehije
Pelo	Dlaka	**Pezón**	Bradavica
Pelvigrafía	Rendgensko snimanje zdjelice i porođajnog kanala	**Pezón invertido**	Uvućena bradavica
Pelvimetría	Pelvimetrija	**pH-metría fetal**	Fetalna pH-metrija
Pelvis	Zdjelica	**Piamadre**	Meka moždana ovojnica
Pelvis contraída	Sužena zdjelica	**Picadura de garrapata infectada**	Ugriz zaraženog krpelja
Pene (falo)	Penis	**Picadura de mosquito infectado**	Ugriz zaraženog komarca
Penicilina	Penicilin	**Pie**	Stopalo
Percusión	Pregled kucanjem (perkusija)	**Pie calcáneo**	Petno stopalo
Pérdida de capacidad de producir lenguaje (afasia)	Gubitak sposobnosti govora (afazija)	**Pie cavo (pes cavus)**	Izdubljeno stopalo (pes excavatus)
Pérdida de fuerza muscular (astenia)	Gubitak mišićne snage (astenija)	**Pie equinovaro (talipes equinovarus, pie bot, pie retorcido)**	Čopavo stopalo (uvrnuto stopalo, pes equinovarus)
Pérdida de la capacidad auditiva	Gubitak sluha	**Pie plano (pes planus, arcos vencidos)**	Spušteno stopalo (pes planus)
Pérdida de la memoria	Gubitak pamćenja	**Pie valgo**	Izvrnuto stopalo (pes valgus)
Pérdida de la mitad del campo visual (hemianopsia)	Gubitak polovice vidnog polja (hemianopsija)	**Piedra en el riñon (cálculo renal, litiasis renal)**	Bubrežni kamenac (nefrolitijaza)
Pérdida de peso	Mršavljenje	**Piel**	Koža
Pérdida de pulso	Gubitak pulsa	**Pielografía retrógrada**	Retrogradna pijelografija
Pérdida de sangre a través del ano (rectorragia)	Krvarenje iz analnog otvora	**Pielonefritis (infección urinaria alta)**	Pijelonefritis (infekcija bubrega)
Pérdida de sangre ma-yor durante la menstruación (menorragia)	Abnormalno velik gubitak krvi tijekom mjesečnice (menoragija)		
Pérdida de sangre por la nariz (epistaxis)	Krvarenje iz nosa (epistaksa)		

Pierna	Potkoljenica	**Preservativo (condón, profiláctico)**	Prezervativ (kondom)
Pieza	Komad	**Presión sanguínea baja (hipotensión)**	Nizak krvni tlak (hipotenzija)
Pijama (piyama)	Piđama	**Presión venosa central**	Centralni venozni pritisak (CVP)
Píldora anticonceptiva	Kontracepcijska pilula	**Primer mes**	Prvi mjesec
Pinzas	Pinceta	**Primer trimestre**	Prvi trimestar
Pitidos en el oído (acúfeno, tinnitus)	Zujanje u ušima (tinitus)	**Primera menstruación (menarquia)**	Prva mjesečnica (menarha)
Placa dental	Zubni kamenac	**Primera semana**	Prvi tjedan
Placenta	Posteljica (placenta)	**Primero**	Prvi
Placenta accreta	Prirasla posteljica (placenta acrreta)	**Primeros auxilios**	Prva pomoć
Placenta previa	Placenta previja	**Primigesta**	Prvorotkinja
Plagiocefalia	Plagiocefalija	**Progesterona**	Progesteron
Planta del pie	Taban	**Progesterona de placenta**	Progesteron placente
Plaqueta (trombocito)	Trombocit	**Prolactina**	Prolaktin
Plasma sanguíneo	Plazma	**Prolapso del cordón umbilical**	Ispala pupkovina (prolaps pupkovine)
Pletismografía	Pletizmografija	**Prolapso del útero**	Prolaps maternice (spuštena maternica)
Pleura	Pleura	**Próstata**	Prostata
Pleura parietal	Porebrica (parijetalna pleura)	**Protector solar**	Sredstvo za zaštitu od sunca
Pleura visceral	Poplućnica (visceralna pleura)	**Protectores talón/codo antiescaras**	Zaštitnici za pete i laktove
Poción	Ljekoviti napitak	**Proteína**	Bjelančevina (protein)
Polidactilia	Polidaktilija	**Proteínas en la orina**	Bjelančevine u urinu
Pólipo	Polip	**Proteinuria**	Bjelančevine u urinu (proteinurija)
Pólipo cervical	Polip na grliću maternice	**Prueba de aclaramiento de urea sanguínea**	Urea klirens
Pólipo de colon	Polip na debelom crijevu	**Prueba de alfa-fetoproteína**	Alfafetoproteinski test (AFP)
Pólipo endometrial	Polip maternice	**Prueba de Coombs indirecta**	Indirektni Coombsov test
Polisomnografía	Polisomnografija (viseparametarski test u pracenju procesa sna)	**Prueba de embarazo**	Kućni test za trudnoću
Polución química	Kemijsko zagađenje	**Prueba de emplasto (prueba del parche)**	Kožni alergološki test flasterom
Polvo	Prašak (puder)	**Prueba de gases en la sangre**	Analiza plinova u krvi
Polvo liquido	Tekući puder	**Prueba de la bencidina**	Benzidinski test stolice
Por la mañana	U jutro	**Prueba de la fenolsulfonftaleína**	Fenolsulfoftaleinski test (PSP-test)
Por la noche	Na večer		
Por vía oral	Na usta		
Porfiria	Porfirija		
Poro	Pora		
Posición de nalgas	Stav zatkom		
Posición de Trendelenburg	Trendelenburgov položaj		
Potasio	Kalij		
Preeclampsia	EPH-gestoze (preeklampsija)		
Premolar	Pretkutnjak (premolar)		
Prepucio	Prepucij		
Presencia de pus en la orina (piuria)	Gnoj u urinu (piurija)		

Prueba de la función hepática con bromosulfaleína	Brom-sulfalein test funkcije jetre
Prueba de Papanicolau	Papa-test (Papanicolaouova klasifikacija)
Prueba de Weber	Weberov test
Prueba del aliento con urea	Urea izdisajni test
Prueba rápida para estreptococo	Brzi test na streptokok (strep-test)
Pruebas de embarazo	Test na trudnoću
Pruebas de función hepática	Funkcionalne pretrage jetre
Pruebas de laboratorio	Laboratorijske pretrage
Pruebas de serología	Serološke pretrage na antitijela
Prurito (picazón, comezón, rasquiña)	Svrbež
Psicoestimulante	Psihostimulans
Psicólogo	Psiholog
Psiconeurosis	Psihoneuroza
Psicopatía	Psihopatija
Psicosis	Psihoza
Psicosis postparto	Puerperalna psihoza
Psiquiatría	Psihijatrija
Pubertad precoz	Preuranjeni pubertet
Pubis	Stidna kost
Puerperio	Babinje (puerperij)
Puerta	Vrata
Pulidor de los dientes	Poliranje zuba
Pulmón	Plućno krilo
Pulmones	Pluća
Pulpa dentaria	Središte zuba (pulpa)
Pulso acelerado	Ubrzani puls
Punción aspiración con aguja fina	Punkcijsko-aspiracijska biopsija
Punción lumbar	Lumbalna punkcija
Punción suboccipital	Subokcipitalna punkcija
Punción transtorácica aspirativa con aguja ultrafina	Perkutana transtorakalna punkcija pluća
Pupila	Zjenica
Pupilas dilatadas	Proširene zjenice
Pupilas pequeñas	Sužene zjenice
Purgante (purgativo)	Purgativ
Purificación	Pročišćavanje
Púrpura	Purpura
Pus	Gnoj
Pústula	Gnojni mjehurić
Quemadura	Opeklina
Quemadura eléctrica	Opeklina od strujnog udara
Queratina	Keratin
Quijada	Čeljust
Quimioterapia	Kemoterapija
Quince	Petnaest
Quinientos	Petsto
Quinta semana	Peti tjedan
Quinto	Peti
Quinto mes	Peti mjesec
Quirófano	Operacijska sala
Quiste	Cista
Quiste ovárico	Cista na jajniku
Rabia	Bjesnoća (rabies)
Radiación	Zračenje
Radio	Palčana kost
Radiografía	Rendgen
Radiografía de esófago, estómago y duodeno tomada con comida baritada	Rendgensko snimanje želuca i dvanaesnika barijevom kašom
Radiografía de hueso (radiografía ósea)	Rendgensko snimanje kostiju
Radiografía de la columna vertebral (radiografía vertebral)	Rendgensko snimanje kralježnice
Radiografía de tórax	Rendgensko snimanje srca i pluća
Radiografía dental	Rendgensko snimanje zuba
Radiología	Radiologija
Raíz del diente	Korijen zuba
Rango de movimiento articular limitado	Ograničena pokretljivost zgloba
Rasguño	Ogrebotina
Reacción adversa a medicamento	Nuspojave lijeka
Reanimación	Oživljavanje (reanimacija)
Receptor de un órgano	Primatelj organa
Receta	Recept
Recién nacido pre-término	Nedonošće
Rectal	Rektalno
Rectoscopia	Rektoskopija
Recuperación	Oporavak
Reflejo patelar	Patelarni refleks

Refractomería	Ispitivanje refrakcije	**Rigidez de las articulaciones**	Zakočenost zgloba
Refugiado	Izbjeglica	**Rigidez de nuca (cuello rígido)**	Kočenje šije (ukočeni vrat)
Régimen (dieta)	Dijeta	**Riñón**	Bubreg
Regreso del contenido alimentario a través del esófago (regurgitación)	Vraćanje hrane iz želuca u usta (regurgitacija)	**Rociada**	Sprej
		Rodilla	Koljeno
		Ronquera	Promuklost
Rehabilitación	Rehabilitacija	**Roséola (exantema súbito)**	Rozeola infantum (egzantema subitum, šesta bolest)
Relación sexual dolorosa (coitalgia, dispareunia)	Bol pri snošaju	**Rótula (patela)**	Iver (patela)
Relajante muscular (miorrelajante)	Miorelaksator	**Rubéola**	Rubeola (crljenac)
		Ruptura (rotura)	Prsnuće (puknuće, razdor, ruptura)
Repelente de insectos	Sredstvo protiv insekata	**Ruptura de membrana**	Prsnuće vodenjaka
Repelente de mosquitos	Sredstvo protiv komaraca	**Ruptura del aneurisma**	Prsnuće aneurizme
Reponerse (recuperarse)	Ozdraviti	**Ruptura prematura de membrana**	Prijevremeno prsnuće vodenjaka
Reproducción asistida	Medicinski potpomognuta oplodnja	**Sábana**	Plahta
		Sábana de hule para la incontinencia	Gumirano platno
Resección transuretral de la próstata	Transuretralna resekcija prostate	**Sabañón**	Smrzotina
Resfriado común (resfrío)	Prehlada (hunjavica)	**Sacaleches**	Pumpica za izdajanje
		Saco amniótico	Vodenjak
Respiración	Disanje	**Saco de hernia (saco herniario)**	Kilna vreća
Respiración artificial	Umjetno disanje	**Sala (pabellón)**	Odjel
Respiración periódica (respiración de Cheynes-Stokes)	Periodično disanje (Cheyne-Stokesovo disanje)	**Sala de espera**	Čekaonica
		Sala de partos	Rađaona
		Salicilato	Salicilat
		Saliva	Slina (pljuvačka)
Respiración rápida (taquipnea)	Ubrzano disanje (tahipnea)	**Salvador (rescatador)**	Spasilac
Respiración superficial	Površinsko plitko disanje	**Sangrado externo (hemorragia externa)**	Vanjsko krvarenje
Respuestas psicofisiológicas lentas	Psihofizička usporenost	**Sangrado interno (hemorragia interna)**	Unutarnje krvarenje
Retención de orina	Zastoj urina (urinarna retencija)	**Sangrado venoso (hemorragia venosa)**	Vensko krvarenje
Retina	Mrežnica (retina)		
Retinopatía diabética	Dijabetična retinopatija	**Sangre**	Krv
Retorcimiento anormal del intestino (vólvulo)	Zapletaj crijeva	**Sangre en el esputo (hemoptisis)**	Krvavi iskašljaj (hemoptiza)
		Sangre en el líquido cefalorraquídeo	Krv u likvoru
Retraso de la pubertad	Zakašnjeli pubertet	**Sangre en la orina (hematuria)**	Krv u urinu (hematurija)
Retraso mental	Mentalna retardacija		
Retroversión del útero	Retrovertirani uterus	**Sangre en las heces (hematochezia)**	Krv u stolici (hematohezija)

Sarampión	Ospice (morbili)
SARM	MRSA
Sarpullido (erupción, eccema)	Osip
Sebo cutáneo	Loj
Sed	Žed
Seda dental (hilo dental)	Zubni konac
Sedativo	Sedativ
Segunda semana	Drugi tjedan
Segundo	Drugi
Segundo	Sekunda
Segundo mes	Drugi mjesec
Segundo trimestre	Drugi trimestar
Seguro de salud	Zdravstveno osiguranje
Seis	Šest
Seiscientos	Šesto
Semana	Tjedan
Semen (esperma)	Sjemena tekućina (sperma)
Semicoma	Semikoma
Señal de alarma	Znak za uzbunu
Seno	Sinus
Sensación de ardor	Pećenje (žarenje)
Sensación de miedo	Osjećaj straha
Sensación exagerada de los estímulos táctiles (hiperestesia)	Preosjetljivost na podražaj (hiperestezija)
Sensibilidad al dolor (algesia)	Osjetljivost na bol (algezija)
Sepsis	Sepsa
Sepsis puerperal	Puerperalna sepsa
Septicemia	Septikemija
Séptima semana	Sedmi tjedan
Séptimo	Sedmi
Séptimo mes	Sedmi mjesec
Sequedad de la boca (xerostomía)	Suha sluznica usta
Sequedad de los ojos (xeroftalmia)	Suhe oči (kseroftalmija)
Servicio	Nužnik
Servicios médicos de emergencia	Hitna služba
Sesenta	Šezdeset
Setecientos	Sedamsto
Setenta	Sedamdeset
Sexta semana	Šesti tjedan
Sexto	Šesti
Sexto mes	Šesti mjesec
Shunt	Spoj (skretnica)
Sialografía	Sijalografija
Sialorrea (ptialismo)	Slinjenje

SIDA (síndrome de inmunodeficiencia adquirida)	SIDA (sindrom stečene imunodeficijencije, AIDS)
Sien	Sljepoočnica
Siete	Sedam
Sífilis	Sifilis (lues)
Sigmoidoscopia	Sigmoidoskopija
Signo de Chadwick	Hiperemična sluznica rodnice (Chadwickov znak)
Signos vitales	Vitalni znakovi
Silla de evacuación	Sjedalica za evakuaciju
Silla de ruedas	Invalidska kolica
Sinapsis	Sinapsa
Síncope	Sinkopa
Síndrome de abstinencia	Apstinencijska kriza
Síndrome de alcoholismo fetal	Fetusni alkoholni sindrom
Síndrome de aspiración de meconio	Mekonijalni aspiracijski sindrom
Síndrome de bebé flácido	Sindrom mlohavog djeteta
Síndrome de decompresión (enfermedad de los buzos, mal de presión)	Dekompresijska bolest (kesonska bolest)
Síndrome de Down (trisomía 21)	Downov sindrom (mongoloidizam, trisomija 21)
Síndrome de Edwards (trisomía del 18)	Trisomija 18D (Edwardsov sindrom)
Síndrome de la clase turista	Sindrom ekonomske klase
Síndrome de muerte súbita del lactante (muerte en cuna)	Sindrom iznenadne smrti dojenčeta
Síndrome de Patau (trisomía en el par 13)	Trisomija 13D (Patauov sindrom)
Síndrome del maullido del gato (síndrome de Lejeune)	Sindrom mačjeg krika
Síndrome doloroso	Bolni sindrom
Síndrome postrombótico	Posttrombotički sindrom
Síndrome premenstrual	Predmenstruacijski sindrom (PMS)

Síndrome prodrómico	Predsimptom bolesti prije nego se bolest razvije	**Supresión de la secreción de orina**	Prestanak lučenja urina
Sinostosis radiocubital	Radioulnarna sinostoza	**Suturar la herida**	Šivanje rane
Síntoma	Simptom	**Tacto rectal**	Rektalni pregled
Sistema Internacional de Unidades	Sustav međunarodnih mjernih jedinica	**Taladro**	Bušilica
Sistema nervioso parasimpático	Parasimpatikus	**Tálamo**	Talamus
Sistema nervioso simpático	Simpatikus	**Talla de un neonato**	Dužina novorođenčeta
Sobaco (axila)	Pazuh (aksila)	**Talón (calcañar)**	Peta
Sobredosis	Predoziranje	**Tampón**	Tampon
Sobredosis de medicamentos	Predoziranje lijekom	**Tanque de oxígeno**	Boca s kisikom
Sobredosis por droga	Predoziranje drogom	**Taquicardia**	Tahikardija
Sodio	Natrij	**Tarde**	Poslijepodne
Sofocos	Valovi vrućine (valunzi)	**Tarso**	Zastoplje
Solubilizantes (comprimidos dispersables en agua)	Šumeće tablete	**Té**	Čaj
Solución limpiadora de lentes de contacto	Tekućina za čišćenje kontaktnih leća	**Tejido**	Tkivo
Soluto	Otopina	**Tejido graso (tejido adiposo)**	Masno tkivo
Somnolencia	Pospanost (somnolencija)	**Telencéfalo**	Veliki mozak (telencefalon)
Sonambulismo (noctambulismo)	Mjesečarenje (somnambulizam)	**Temblor**	Drhtanje (tremor)
Sonda	Sonda	**Temblor en las manos**	Drhtanje ruku
Sonda de alimentación	Sonda za hranjenje	**Temperatura corporal baja (hipotermia)**	Snižena temperatura tijela (hipotermija)
Sonda de drenaje	Dren	**Tendinitis en el antebrazo**	Veslačka podlaktica (tendinitis podlaktice)
Sonda endotraqueal	Endotrahealna kanila	**Tendón**	Tetiva
Sonidos de tripas (borborigmo)	Kruljenje u želucu	**Tener gases (flatulencia)**	Puštanje vjetra (flatulencija, plinovi)
Soplo del corazón	Šum na srcu	**Tensiómetro (esfig-momanómetro)**	Tlakomjer
Sopor	Sopor	**Tensión de la pared abdominal**	Napetost trbušne stijenke
Sorberse la nariz (moqueo)	Šmrcanje	**Terapeuta ocupacional**	Radni terapeut
Sordera	Gluhoća	**Terapia de sustitución hormonal**	Hormonalna nadomjesna terapija
Succión	Sisanje	**Tercer mes**	Treći mjesec
Sudor	Znoj	**Tercer trimestre**	Treći trimestar
Sudor nocturno	Noćno znojenje	**Tercera semana**	Treći tjedan
Suero	Serum	**Tercero**	Treći
Suero fisiológico	Fiziološka otopina	**Termómetro**	Toplomjer
Suicidio	Samoubojstvo	**Test cutaneos de alergia (prick)**	Alergološko testiranje kože (prick test)
Sulfonamida	Sulfonamid	**Test de Mantoux (PPD)**	Tuberkulinski kožni test
Supositorio	Čepić	**Test de tolerancia oral a la glucosa**	Oralni test tolerancije na glukozu (OGTT)
Supositorio vaginal	Vaginaleta		

Test de Waaler-Rose	Rose Waaler test
Testículo	Jajc (mudo, testis)
Testosterona	Testosteron
Tétanos (tétano)	Tetanus (zli grč)
Tetraciclina	Tetraciklin
Tetralogía de Fallot	Fallotova tetralogija
Tic	Tik
Tiempo	Vrijeme
Tiempo de protrombina	Protrombinski indeks
Tiempo de tromboplastina parcial activado	Parcijalno tromboplastinsko vrijeme (PTT)
Tijeras	Škare
Timo	Grudna žlijezda (timus)
Tímpano	Bubnjić
Tímpanocentesis	Timpanocenteza
Timpanometría	Timpanometrija
Tintura	Tinktura
Tira adhesiva sanitaria	Flaster
Tiroides	Štitnjača
Tiroiditis de Hashimoto	Hashimotov sindrom
Tirotoxicosis	Tireotoksikoza (tireotoksična oluja)
Tirotropina (TSH, hormona estimulante de la tiroides)	Tireotropin (TSH)
Tiroxina (tetrayodotironina, T4)	Tiroksin
Tisana (infusión de hierbas)	Biljni čaj
Toalla sanitaria (compresa, pantiprotector)	Higijenski ulošci
Tobillo	Skočni zglob (gležanj)
Tocólogo (obstetra)	Porodničar (opstetičar)
Tomografía	Tomografija
Tomografía computada	Kompjuterizirana tomografija (CT)
Tomografía por emisión de positrones	Pozitronska emisijska tomografija (PET)
Tónico	Tonik
Tonometría	Tonometrija oka
Toracoscopia	Torakoskopija
Torpeza en las extremidades	Tupost u udovima
Torsión testicular	Torzija testisa
Tortícolis	Krivi vrat (tortikolis)
Tos	Kašalj
Tos productiva	Produktivni kašalj
Tos seca (tos perruna)	Suhi kašalj
Toxoplasmosis	Toksoplazmoza
Tracción	Trakcija
Tramadol	Tramal
Transfusión	Transfuzija
Transpiración (sudación)	Znojenje
Transplante de riñón	Transplantacija bubrega
Tráquea	Dušnik
Traslucencia nucal	Nuhalna translucencija
Trasplante	Presađivanje (transplantacija)
Trastorno alimentario	Poremećaj ishrane
Trastorno bipolar (psicosis maníaco-depresiva)	Bipolarni poremećaj (manično-depresivna psihoza)
Trastorno de la audición	Poremećaj sluha
Trastorno de la diferenciación sexual	Poremećaj spolne diferencijacije
Trastorno de la micción	Poremećaj mokrenja
Trastorno de la visión	Poremećaj vida
Trastorno de movimiento	Poremećaj kretanja
Trastorno de personalidad	Poremećaj osobnosti
Trastorno del comportamiento	Poremećaj ponašanja
Trastorno del equilibrio	Poremećaj ravnoteže
Trastorno del lenguaje (disfasia)	Otežan govor (disfazija)
Trastorno del sueño	Poremećaj spavanja
Trastorno límite de la personalidad	Granični poremećaj osobnosti
Trastorno menstrual	Menstrualne smetnje
Trastorno por estrés postraumático	Posttraumatski stresni poremećaj (PTSP)
Trata de personas	Trgovina ljudima
Tratamiento (terapia)	Liječenje (terapija)
Trauma	Trauma

Trece	Trinaest
Treinta	Trideset
Tres	Tri
Trescientos	Tristo
Trichomonas vaginalis	Trihomonazni vaginitis
Trigésima semana	Trideseti tjedan
Trigésimo	Trideseti
Trigésimo cuarta semana	Trideset četvrti tjedan
Trigésimo cuarto	Trideset četvrti
Trigésimo novena semana	Trideset deveti tjedan
Trigésimo noveno	Trideset deveti
Trigésimo octava semana	Trideset osmi tjedan
Trigésimo octavo	Trideset osmi
Trigésimo primera semana	Trideset prvi tjedan
Trigésimo primero	Trideset prvi
Trigésimo quinta semana	Trideset peti tjedan
Trigésimo quinto	Trideset peti
Trigésimo segunda semana	Trideset drugi tjedan
Trigésimo segundo	Trideset drugi
Trigésimo séptima semana	Trideset sedmi tjedan
Trigésimo séptimo	Trideset sedmi
Trigésimo sexta semana	Trideset šesti tjedan
Trigésimo sexto	Trideset šesti
Trigésimo tercera semana	Trideset treći tjedan
Trigésimo tercero	Trideset treći
Triglicérido	Triglicerid
Triiodotironina	Trijodtironin
Trimestre	Trimestar
Trisomía	Trisomija
Tromboembolismo	Tromboembolija
Tromboflebitis	Tromboflebitis
Trombosis	Tromboza
Trombosis venosa	Venska tromboza
Trompa de Falopio (tuba uterina, oviducto)	Jajovod
Tronco	Trup (torzo)
Tronco del encéfalo	Moždano stablo
Tubo de ensayo	Epruveta
Tumor	Tumor
Tumor benigno	Dobroćudni tumor (benigni tumor)
Tumor de saco vitelino	Tumor žumanjčane vreće (endodermalni sinus tumor)
Úlcera (llaga)	Čir (ulkus)
Úlcera de decúbito	Dekubitus
Úlcera gástrica	Čir na želucu
Úlcera varicosa	Varikozni ulcer (venski ulcer)
Última menstruación	Zadnja menstruacija
Ultrasonido focalizado de alta intensidad (HIFU)	Fokusirani ultrazvuk visokog intenziteta
Ultrasonografía (ecografía)	Ultrazvuk
Uña	Nokat
Uña encarnada (onicocriptosis)	Urasli nokat (ungvis inkarnatus)
Undécima semana	Jedanaesti tjedan
Undécimo	Jedanaesti
Ungüento (pomada)	Pomada (mast)
Unidad de cuidados intensivos	Jedinica intenzivne njege
Uno	Jedan
Urea	Mokraćevina (urea, ureja)
Uremia (acumulación en la sangre de los productos tóxicos por un fallo renal)	Uremija (autointoksikacija radi nelučenja urina)
Uréter	Mokraćovod (ureter)
Ureteroscopía	Ureteroskopija
Uretra	Vanjska mokraćna cijev (uretra)
Uretrografía	Uretrografija
Urobilinógeno en orina	Urobilinogen u urinu
Urocultivo	Mikrobiološki pregled mokraće (urinokultura)
Urografía	Pijelografija (urografija)
Urografía intravenosa	Intravenozna pijelografija (i.v. Urografija)
Urticaria	Koprivnjača (urtikarija)
Úvula	Meko nepce
Vacuna	Cjepivo
Vacunación	Cijepljenje
Vagina	Rodnica
Vaginosis bacteriana	Bakterijska infekcija rodnice (bakterijska vaginoza)
Válvula	Zalistak

Válvula bicúspide (válvula mitral)	Mitralni zalistak (bikuspidalni zalistak)	**Vértigo posicional paroxístico benigno**	Benigna pozicijska vrtoglavica
Válvula cardiaca (válvula de corazón)	Srčani zalistak	**Vesícula biliar**	Žućni mjehur
Válvula sigmoidea aórtica	Polumjesečasti aortni zalistak	**Vesícula seminal**	Sjemena vrećica
Válvula tricúspide	Trolisni zalistak	**Vestíbulo**	Predvorje (vestibulum)
Varicela	Vodene kozice (varičela)	**Vía biliar**	Žučovod
Varices	Proširene vene	**Vía sublingual**	Pod jezik
Vaso linfático	Limfna žila	**Viabilidad de espermatozoides**	Životna sposobnost spermija
Vaso sanguíneo	Krvna žila	**Viagra**	Viagra
Vasodilatador	Vazodilatator	**Víctima**	Žrtva
Veinte	Dvadeset	**Vigésima semana**	Dvadeseti tjedan
Veintidós	Dvadeset i dva	**Vigésimo**	Dvadeseti
Veintiuno	Dvadest i jedan	**Vigésimo cuarta semana**	Dvadeset četvreti tjedan
Vejiga urinaria	Mokraćni mjehur	**Vigésimo cuarto**	Dvadeset četvrti
Vellosidad intestinal	Crijevna resica	**Vigésimo novena semana**	Dvadeset deveti tjedan
Vellosidades coriónicas	Korionske resice	**Vigésimo noveno**	Dvadeset deveti
Velocidad de sedimentación globular	Sedimentacija eritrocita	**Vigésimo octava semana**	Dvadeset osmi tjedan
Vena	Vena	**Vigésimo octavo**	Dvadest osmi
Vena cava inferior	Donja šuplja vena	**Vigésimo primera semana**	Dvadeset prvi tjedan
Vena cava superior	Gornja šuplja vena	**Vigésimo primero**	Dvadeset prvi
Vena porta	Portalna vena	**Vigésimo quinta semana**	Dvadeset peti tjedan
Venas varicosas de las piernas	Proširene vene na nogama	**Vigésimo quinto**	Dvadeset peti
Venda	Zavoj	**Vigésimo segunda semana**	Dvadeset drugi tjedan
Veneno	Otrov	**Vigésimo segundo**	Dvadeset drugi
Ventana	Prozor	**Vigésimo séptima semana**	Dvadeset sedmi tjedan
Ventrículo	Klijetka	**Vigésimo séptimo**	Dvadeset sedmi
Ventrículo cardíaco	Srčana klijetka	**Vigésimo sexta semana**	Dvadeset šesti tjedan
Ventrículo cerebral	Moždana klijetka	**Vigésimo sexto**	Dvadeset šesti
Ventriculografía	Ventrikulografija	**Vigésimo tercera semana**	Dvadeset treći tjedan
Vénula	Venula	**Vigésimo tercero**	Dvadeset treći
Verruga	Bradavica (virusna bradavica)	**Violación**	Silovanje
Verruga genital (condiloma acuminata)	Genitalna bradavica (venerična bradavica)	**Virus**	Virus
Vértebra	Kralježak	**Visión doble (diplopía)**	Dvoslike
Vértebra coccígea	Trtični kralježak	**Visita**	Posjeta
Vértebra lumbar	Slabinski kralježak (lumbalni kralježak)	**Visitante**	Posjetitelj
Vértebra sacra	Krstačni kralježak (sakralni kralježak)	**Vitamina**	Vitamin
Vértebra torácica	Leđni kralježak (grudni ili torakalni kralježak)	**Vitamina A (retinol)**	Vitamin A (retinol)
Vértice craneal	Tjeme	**Vitamina B1 (tiamina)**	Vitamin B1 (tiamin)
Vértigo	Vrtoglavica	**Vitamina B10 (vitamina R)**	Vitamin B10 (faktor-R)

Vitamina B11 (vitamina S)	Vitamin B11 (faktor-S)
Vitamina B12 (ciancobalamina)	Vitamin B12 (kobalamin)
Vitamina B2 (riboflavina)	Vitamin B2 (riboflavin)
Vitamina B3 (niacina, vitamina PP)	Vitamin B3 (niacin)
Vitamina B4 (adenina)	Vitamin B4 (adenin)
Vitamina B5 (ácido pantoténico)	Vitamin B5 (pantotenska kiselina)
Vitamina B6 (piridoxina)	Vitamin B6 (piridoksin)
Vitamina B7 (inositol)	Vitamin B7 (inozitol)
Vitamina B8 (biotina)	Vitamin B8 (biotin)
Vitamina B9 (ácido fólico)	Vitamin B9 (folna kiselina)
Vitamina D2 (ergocalciferol)	Vitamin D2 (ergokalciferol)
Vitamina D3 (colecalciferol)	Vitamin D3 (kolekalciferol)
Vitamina D4	Vitamin D4
Vitamina D5 (sitocalciferol)	Vitamin D5 (sitokalciferol)
Vitamina E (alfatocoferol)	Vitamin E (tokoferol)
Vitamina J (colina)	Vitamin J (kolin)
Vitamina K (filoquinona)	Vitamin K (filokinon)
Vitamina L1 (ácido antranílico)	Vitamin L1 (antranilna kiselina)
Vitamina P (flavonoide)	Vitamin P (flavonoidi)
Vitamine C (enantiómero L de ácido ascórbico)	Vitamin C (L-askorbinska kiselina)
Vitíligo	Vitiligo
Volumen residual de orina	Ostatni urin (rezidualni urin)
Vómer	Raonik (vomer)
Vómito (emesis)	Povraćanje
Vómito de sangre (hematemesis)	Povraćanje krvi (hematemeza)
Vómito sin náusea (vómito cerebral)	Povraćanje bez mučnine (povraćanje u luku, cerebralno povraćanje)
Vulva	Stidnica
Yeyuno	Jejunum
Yodo (iodo)	Jod
Yunque	Nakovanj
Zinc (cinc)	Cink
Zoonosis	Zoonoza

ABOUT THE AUTHOR

Edita Ciglenečki is medical translator with Academic degrees in Biomedical Sciences and Public Health Sciences. Besides Croatian, being her mother tongue, she is a holder of international diplomas in English, French and Italian language. For many years she worked as a medical professional inside the travel industry. This dictionary is the product of her own working experience built on her passion for travelling, medicine and language skills.

www.ingramcontent.com/pod-product-compliance
Lightning Source LLC
LaVergne TN
LVHW011715230826
846091LV00015BA/4162

9781981264674